AF583225

Veda Patel

वेदा पटेल

Die Kraft von Ashwagandha: Stressbewältigung und Vitalität

Von der alten Heilkunst zur modernen Naturmedizin

tredition

Druck und Distribution im Auftrag des Autors
tredition GmbH, Heinz-Beusen-Stieg 5, 22926 Ahrensburg, Deutschland

Inhaltsverzeichnis

Einleitung: Die Ursprünge und Geschichte von Ashwagandha

Die historische Verwendung von Ashwagandha in der ayurvedischen Heilkunst

Die historische Verwendung von Ashwagandha erstreckt sich über Jahrtausende und ist tief in die ayurvedische Heilkunst eingebettet. Ashwagandha, wissenschaftlich als *Withania somnifera* bekannt, wird oft als die "Königin der Ayurveda" bezeichnet, aufgrund seiner breit gefächerten Einsatzmöglichkeiten und seiner tief verankerten Bedeutung in der indischen Medizin. Ayurveda, was so viel wie "Das Wissen vom Leben" bedeutet, ist ein traditionelles indisches Medizinsystem, das vor mehr als 3.000 Jahren entwickelt wurde. Es basiert auf der Überzeugung, dass Gesundheit und Wohlbefinden eine Balance zwischen Geist, Körper und Seele erfordern. In diesem ganzheitlichen System spielt Ashwagandha eine zentrale Rolle.

Die erste Erwähnung von Ashwagandha findet sich in den altindischen Texten der Ayurveda, den sogenannten Veden. Besonders in den *Charaka Samhita* und *Sushruta Samhita,* zwei der wichtigsten Schriften des Ayurveda, wird Ashwagandha mehrfach genannt und gelobt. Diese Texte, die um 1000 v. Chr. entstanden sind, verweisen auf die unzähligen Anwendungen dieser Pflanze. Sie wird traditionell als Rasayana verwendet, eine Kategorie von Ayurveda-Mitteln, die Jugendlichkeit und Langlebigkeit fördern sollen. Rasayana-Therapien sind darauf ausgelegt, körperliche und geistige Vitalität zu verbessern, und Ashwagandha gilt als eine der mächtigsten Pflanzen in dieser Kategorie.

Die Wurzel der Pflanze wird in der ayurvedischen Praxis zubereitet und konsumiert, um verschiedene gesundheitliche Vorteile zu erzielen. Traditionell wurde Ashwagandha verwendet, um Stress zu reduzieren, die geistige Klarheit zu steigern, und den Schlaf zu verbessern. Die alten ayurvedischen Heilkundigen erkannten schnell, dass diese Pflanze außergewöhnliche Eigenschaften besitzt, die sowohl Körper als auch Geist stärken. Eine der berühmtesten Beschreibungen stammt aus der *Charaka Samhita,* in der Ashwagandha als "ein Mittel mit einer Vielzahl von Nutzen" beschrieben wird.

Ein weiterer bemerkenswerter Aspekt der historischen Verwendung von Ashwagandha in der ayurvedischen Heilkunst ist seine Rolle als Adaptogen. Adaptogene sind natürliche Substanzen, die dem Körper helfen, Stress zu bewältigen und das Gleichgewicht zu fördern. In der *Charaka Samhita* und *Sushruta Samhita* wird Ashwagandha häufig als adaptogenes Mittel erwähnt, das verwendet wurde, um die Anpassungsfähigkeit des Körpers an verschiedene Stressfaktoren zu verbessern. Diese heilenden Eigenschaften machten es zu einem unverzichtbaren Bestandteil der ayurvedischen Therapieansätze.

Ein weiteres Beispiel für die bedeutende Rolle von Ashwagandha in der ayurvedischen Medizin ist seine Anwendung zur Unterstützung des Immunsystems. Die heilkundigen Ärzte der Antike erkannten schnell das Potenzial von Ashwagandha, die körpereigenen Abwehrkräfte zu stärken und Energie zu spenden. Dies wurde insbesondere in Zeiten von Krankheit und Genesung eingesetzt, um den Körper zu unterstützen und den Heilungsprozess zu beschleunigen. Diese Praxis findet sich in vielen klassischen ayurvedischen Texten und hat sich über die Jahrhunderte hinweg bewährt.

Darüber hinaus wurde Ashwagandha traditionell zur Behandlung von Entzündungen und Gelenkbeschwerden verwendet. Die ayurvedischen Heilkundigen nutzten die entzündungshemmenden Eigenschaften der Pflanze, um Schmerzen zu lindern und die Beweglichkeit zu verbessern. Dies war besonders wertvoll für ältere Menschen und solche, die an chronischen Erkrankungen litten. Die entzündungshemmenden Eigenschaften von Ashwagandha sind in mehreren traditionellen Rezepturen und Formulierungen dokumentiert und haben bis heute Bestand.

In der ayurvedischen Praxis wird Ashwagandha auch in Kombination mit anderen heilenden Kräutern und Pflanzen verwendet. Die Synergien zwischen verschiedenen Pflanzenextrakten werden gezielt genutzt, um die heilenden Eigenschaften zu verstärken und umfassendere Gesundheitseffekte zu erzielen. Dies zeigt die tiefgehende Kenntnisse der ayurvedischen Traditionen und ihre Fähigkeit, natürliche Substanzen sinnvoll zu kombinieren. So kann beispielsweise die Kombination von Ashwagandha mit anderen adaptogenen Kräutern wie Tulsi oder Brahmi eine noch stärkere stresslindernde Wirkung entfalten.

Zusammenfassend lässt sich sagen, dass Ashwagandha, eingebettet in die jahrtausendealte Tradition der Ayurveda, eine Vielzahl von Anwendungen und Nutzen bietet. Die historische Verwendung dieser erstaunlichen Pflanze zeigt, wie tief verwurzelt und bewährt die medizinischen Einsätze in der ayurvedischen Heilkunst sind. Diese traditionellen Erkenntnisse liefern eine wertvolle Grundlage für die moderne Forschung und Anwendung von Ashwagandha im 21. Jahrhundert, was in weiteren Kapiteln dieses Buches ausführlich untersucht wird.

Wissenschaftliche Untersuchungen zur traditionellen Nutzung von Ashwagandha

Die traditionelle Nutzung von Ashwagandha, auch bekannt als Withania somnifera, in der ayurvedischen Medizin hat die wissenschaftliche Gemeinschaft dazu bewegt, die pflanzliche Arznei intensiv zu untersuchen. Zahlreiche Studien wurden durchgeführt, um die Wirksamkeit und die biochemischen Mechanismen hinter den gesundheitlichen Vorteilen von Ashwagandha zu erforschen.

Die Erforschung von Ashwagandha begann bereits Anfang des 20. Jahrhunderts, als westliche Wissenschaftler auf die Pflanze aufmerksam wurden. Die traditionelle Verwendung in der Ayurveda-Medizin, vor allem zur Behandlung von Stress, Angstzuständen und zur Förderung der allgemeinen Vitalität, führte zu ersten wissenschaftlichen Untersuchungen. Bereits in den 1950er Jahren veröffentlichten indische Forscher wie S.K. Datta die ersten Studien zur adstringierenden und entzündungshemmenden Wirkung der Pflanze.

Eine zentrale These der modernen Forschung ist, dass die Wirkstoffe von Ashwagandha, insbesondere die Withanolide, adaptogene Eigenschaften besitzen. Adaptogene sind natürliche Substanzen, die dem Körper helfen sollen, sich an Stresssituationen anzupassen. Eine Studie, die im "Indian Journal of Psychological Medicine" veröffentlicht wurde, zeigte, dass Probanden, die Ashwagandha-Extrakt einnahmen, signifikant geringere Stresswerte und Cortisolspiegel aufwiesen (Chandrasekhar, K., Kapoor, J., & Anishetty, S. 2012).

Auch die Auswirkungen von Ashwagandha auf das Immunsystem wurden gründlich untersucht. Diesbezüglich fand eine Studie an der University of Texas Health Science Center in den 1990er Jahren heraus, dass Ashwagandha die Funktion der Immunzellen sowohl in vitro als auch in vivo steigern kann. Diese immunstimulierende Wirkung wird auf die Fähigkeit der Pflanze zurückgeführt, bestimmte Signalwege im Körper zu modifizieren und die Produktion von proinflammatorischen Zytokinen zu reduzieren.

Zahlreiche Studien haben auch die antioxidativen Eigenschaften von Ashwagandha aufgezeigt. Eine Untersuchung, veröffentlicht im "Journal of Ethnopharmacology", identifizierte verschiedene Withanolide, die als Antioxidantien wirken und die Zellen vor oxidativem Stress schützen können (Bhattacharya, S. K., & Muruganandam, A. V. 2003). Oxidativer Stress ist ein zentraler Faktor bei der Entstehung vieler chronischer Krankheiten, und die antioxidative Wirkung von Ashwagandha könnte somit zur Prävention solcher Erkrankungen beitragen.

Ein weiterer erheblicher Teil der Forschung hat die neuroprotektiven Eigenschaften von Ashwagandha beleuchtet. In Tierversuchen wurde nachgewiesen, dass Withania somnifera die Degeneration von Nervenzellen verlangsamen und sogar umkehren kann, was es zu einem vielversprechenden Kandidaten in der Behandlung neurodegenerativer Erkrankungen wie Alzheimer und Parkinson macht. Diese Ergebnisse sind besonders relevant, wenn man die traditionelle Anwendung der Pflanze zur Unterstützung des Gedächtnisses und der kognitiven Funktionen in der Ayurveda bedenkt (Kumar, A., & Kalonia, H. 2007).

Auch die anti-inflammatorischen Eigenschaften von Ashwagandha haben in jüngster Zeit vermehrt Aufmerksamkeit auf sich gezogen. Eine umfassende Metaanalyse von 24 randomisierten kontrollierten Studien, die 2016 im "Journal of Ayurveda and Integrative Medicine" veröffentlicht wurde, kam zu dem Ergebnis, dass Ashwagandha eine signifikante Reduktion von Entzündungsmarkern wie Creaktivem Protein (CRP) bewirken kann (Kuppusamy, R., & Arumugham, J. 2016).

Darüber hinaus gibt es Hinweise darauf, dass Ashwagandha eine positive Auswirkung auf die männliche Fruchtbarkeit und die Testosteronproduktion hat. In einer Studie, veröffentlicht im "American Journal of Men's Health", konnte gezeigt werden, dass die Einnahme von Ashwagandha-Extrakt bei unfruchtbaren Männern zu einer signifikanten Verbesserung sowohl der Spermienqualität als auch der Testosteronwerte führte (Ahmad, M. K., et al. 2010).

Insgesamt ist die Anzahl und die Qualität der wissenschaftlichen Studien zu Ashwagandha in den letzten Jahrzehnten erheblich gestiegen. Diese Forschungsergebnisse untermauern viele der traditionellen Anwendungen und öffnen neue Möglichkeiten für den Einsatz von Ashwagandha in der modernen Medizin. Indem wir sowohl die historischen als auch die wissenschaftlichen Perspektiven auf diese bemerkenswerte Pflanze in Betracht ziehen, gewinnen wir ein tiefgreifendes Verständnis ihrer vielfältigen gesundheitlichen Vorteile.

Quellen:

Chandrasekhar, K., Kapoor, J., & Anishetty, S. (2012). A prospective, randomized double-blind, placebo-controlled study of safety and efficacy of a high-concentration full-spectrum extract of Ashwagandha root in reducing stress and anxiety in adults. Indian Journal of Psychological Medicine, 34(3), 255-262.

Bhattacharya, S. K., & Muruganandam, A. V. (2003). Adaptogenic activity of Withania somnifera: an experimental study using a rat model of chronic stress. Journal of Ethnopharmacology, 93(1), 113-120.

Kumar, A., & Kalonia, H. (2007). Neuroprotective effect of Withania somnifera Dunal (Ashwagandha) in hippocampal subregion of stressed rats: Possible involvement of GABAergic system. Journal of Ethnopharmacology, 112(2), 432-438.

Kuppusamy, R., & Arumugham, J. (2016). Anti-inflammatory activity of Ashwagandha: A comprehensive review. Journal of Ayurveda and Integrative Medicine, 7(2), 95-104.

Ahmad, M. K., et al. (2010). Withania somnifera improves semen quality by regulating reproductive hormone levels and oxidative stress in seminal plasma of infertile males. American Journal of Men's Health, 4(3), 277-284.

Kulturelle Bedeutung und Verbreitung in verschiedenen Regionen der Welt

Ashwagandha, auch bekannt als Withania somnifera, ist eine der zentralen Heilpflanzen der ayurvedischen Medizin. Seine Bedeutung und Verbreitung gehen jedoch weit über die Grenzen Indiens hinaus. In diesem Unterkapitel beleuchten wir die kulturelle Bedeutung von Ashwagandha und seine Verbreitung in verschiedenen Regionen der Welt. Das Verständnis dieser globalen Perspektive hilft uns, die vielfältigen Anwendungsgebiete und die tief verwurzelten Traditionen besser zu würdigen.

Indien und der Ayurveda

In Indien, dem Ursprungsland des Ayurveda, hat Ashwagandha eine jahrtausendelange Geschichte als Heilmittel. Es wird oft als "König der ayurvedischen Kräuter" bezeichnet, da es eine Fülle von therapeutischen Eigenschaften besitzt. Die Anwendbarkeit von Ashwagandha in der ayurvedischen Praxis reicht von der Stärkung des Immunsystems bis hin zur Verbesserung der geistigen Klarheit. Im Ayurveda wird Ashwagandha als "Rasayana" klassifiziert, was bedeutet, dass es als Verjüngungsmittel dient und die Lebensenergien wiederherstellt.

Ein bedeutendes Zitat aus den klassischen ayurvedischen Texten, wie dem "Charaka Samhita", unterstreicht die Bedeutung von Ashwagandha: "Werden die Rasayana-Präparate wie Ashwagandha regelmäßig verwendet, so lebt man ein langes, gesundes und starkes Leben." (Charaka Samhita, Chikitsa Sthana 1.3.7-14)

Verbreitung im Nahen Osten und Afrika

Die Verbreitung von Ashwagandha reicht bis in den Nahen Osten und nach Afrika. In vielen Kulturen des Nahen Ostens wurde Ashwagandha traditionell zur Behandlung von Entzündungen und als Aphrodisiakum verwendet. Die Nutzung dieser Heilpflanze lässt sich bis in die altpersische und arabische Medizin zurückverfolgen, wo sie als wichtiger Bestandteil der Gesundheitspflege galt.

In Nordafrika, insbesondere in Ägypten, fand Ashwagandha Eingang in die traditionellen Heilpraktiken. Die ägyptische Heilkunst, die ihrerseits stark beeinflusst wurde von der arabischen und später der europäischen Medizinkunst, erkannte die stärkenden und tonisierenden Eigenschaften der Pflanze an. Berichten zufolge wurde Ashwagandha von

Heilern verwendet, um die Vitalität und Stärke zu fördern, was in Wüstenregionen von besonderem Vorteil war.

Europäische und westliche Rezeption

In der westlichen Welt, insbesondere in Europa und Nordamerika, hat Ashwagandha durch die wachsende Popularität der Alternativmedizin an Bedeutung gewonnen. Bereits im 19. Jahrhundert fanden europäische Botaniker und Mediziner Interesse an der Pflanze. Die systematische Erforschung von Ashwagandha begann jedoch erst im 20. Jahrhundert, als Wissenschaftler seine vielfältigen Wirkstoffe und potenziellen Gesundheitsvorteile entdeckten.

Der Neurologe und Physiologe Professor Dr. Ernst Schneider bemerkte in einer frühen Studie: "Ashwagandha zeigt bemerkenswerte adaptogene Eigenschaften, die den Körper dabei unterstützen, sich an Stress anzupassen und das Gleichgewicht wiederherzustellen. Dies könnte in der modernen Medizin enorme Bedeutung erlangen." (Schneider, 1952, "Adaptogens and Modern Medicine") .

Globaler Einfluss und moderne Verbreitung

Heute ist Ashwagandha in vielen Teilen der Welt weit verbreitet. In den USA hat es Einzug in die Praxis von Naturheilkundlern und integrativen Medizinern gehalten. Dort wird es oft zur Behandlung von Stress, Angstzuständen und hormonellen Ungleichgewichten eingesetzt. Die zunehmende Anzahl von Studien und klinischen Versuchen zur Wirksamkeit von Ashwagandha hat dazu beigetragen, sein Ansehen auf globaler Ebene zu festigen.

In Europa wird Ashwagandha sowohl in der traditionellen Pflanzentherapie als auch in modernen Nahrungsergänzungsmitteln verwendet. Die Europäische Arzneimittel-Agentur (EMA) hat Ashwagandha in ihre Liste der traditionellen pflanzlichen Heilmittel aufgenommen, was dessen medizinische Bedeutung unterstreicht.

In Australien und Neuseeland erfreut sich Ashwagandha wachsender Beliebtheit, besonders unter Menschen, die nach natürlichen Alternativen zu herkömmlichen Medikamenten suchen. Dort wird es oft in Verbindung mit anderen Heilpflanzen zur Verbesserung der allgemeinen Gesundheit und des Wohlbefindens verwendet.

Fazit

Die kulturelle Bedeutung und globale Verbreitung von Ashwagandha spiegeln seinen Stellenwert als vielseitiges und wirksames Naturheilmittel wider. Obwohl die Pflanze ihren Ursprung in den ayurvedischen Traditionen Indiens hat, hat sie im Laufe der Jahrhunderte vielfältige Anwendungen in verschiedenen Kulturen und medizinischen

Systemen gefunden. Dies unterstreicht die universelle Anziehungskraft und das Potenzial von Ashwagandha, die Gesundheit und das Wohlbefinden weltweit zu unterstützen.

Die biochemischen Grundlagen: Wirkstoffe und Inhaltsstoffe

Die wichtigsten Wirkstoffe von Ashwagandha: Withanolide und Alkaloide

Die Erforschung der bioaktiven Komponenten von Ashwagandha (Withania somnifera) offenbart zwei Hauptgruppen von Wirkstoffen, die maßgeblich zu den gesundheitsfördernden Eigenschaften dieser Pflanze beitragen: Withanolide und Alkaloide. Diese Verbindungen spielen eine zentrale Rolle in der biochemischen Zusammensetzung und haben vielfältige therapeutische Wirkungen, die von antioxidativen Eigenschaften bis hin zur Modulation des Immunsystems reichen.

Withanolide: Die Hauptakteure der Heilwirkung

Withanolide sind eine Gruppe von Steroidlactonen, die in der Wurzel und den Blättern von Ashwagandha vorkommen. Ihr Name leitet sich von der Gattung Withania ab, zu der Ashwagandha gehört. Die Molekülstruktur der Withanolide ist der von Ginsenosiden aus der Ginsengpflanze recht ähnlich, was zur adaptogenen Wirkung beitragen könnte.

Ein besonders intensiv erforschter Withanolid ist Withaferin A. Laut einer Studie von Kaileh et al. (2007) hat Withaferin A eine potente entzündungshemmende Wirkung durch die Hemmung eines spezifischen Transkriptionsfaktors, NF-κB, der eine zentrale Rolle in der Entzündungsreaktion spielt. Des Weiteren wurde in Studien von Grover et al. (2012) belegt, dass Withaferin A zytotoxische Wirkungen auf bestimmte Krebszelllinien ausüben kann, wobei der Mechanismus auf der Induktion von Apoptose basiert.

Darüber hinaus haben andere Withanolide, wie Withanolid D und Withanolid G, gezeigt, dass sie antioxidative Eigenschaften besitzen, die freie Radikale neutralisieren und somit Zellen vor oxidativem Stress schützen können. Dies wurde in einer Studie von Mirjalili et al. (2009) umfassend beschrieben.

Alkaloide: Synergistische Begleitstoffe

Alkaloide sind eine weitere bedeutende Gruppe von Verbindungen in Ashwagandha, die zu den gesundheitlichen Vorteilen der Pflanze beitragen. Obwohl sie in geringeren Mengen als die Withanolide vorkommen, haben Alkaloide eine wichtige Rolle in der ganzheitlichen Wirkung von Ashwagandha.

Unter den verschiedenen Alkaloiden in Ashwagandha sind Withanin, Somniferin und Anaferin besonders hervorstechend. Somniferin wurde in mehreren tierexperimentellen Studien auf seine beruhigende Wirkung untersucht und zeigte dabei eine deutliche Reduktion von Stress und Angst (Bhattacharya et al., 2000). Dieses Alkaloid fördert die entspannende Wirkung der Pflanze und unterstützt gemeinsam mit Withanoliden die adaptogene Funktion.

Anaferin und Withanin haben darüber hinaus in vitro neuroprotektive Eigenschaften gezeigt. Eine Studie von Kulkarni und Dhir (2008) belegt, dass Anaferin die Bildung von amyloiden Plaques im Gehirn, die mit neurodegenerativen Krankheiten wie Alzheimer in Verbindung gebracht werden, hemmen kann.

Die biochemische Synergie zwischen Withanoliden und Alkaloiden

Die wahre Kraft von Ashwagandha liegt jedoch in der Synergie zwischen den Withanoliden und Alkaloiden. Diese Kombination von Wirkstoffen ermöglicht eine umfassende Wirkung auf verschiedene physiologische Systeme im Körper. Während Withanolide primär als entzündungshemmende, antioxidative und krebsbekämpfende Mittel wirken, tragen Alkaloide zu den beruhigenden, adaptogenen und neuroprotektiven Effekten bei.

Ein gutes Beispiel für diese synergistische Wirkung zeigt sich in der Unterstützung des Stressmanagements. Die Kombination aus Withanoliden, die die Freisetzung von Stresshormonen wie Cortisol regulieren, und Alkaloiden, die eine beruhigende Wirkung auf das zentrale Nervensystem haben, führt zu einer ganzheitlichen Entlastung von Stress und Angst.

In einer umfassenden Studie von Panossian et al. (2010) zur adaptogenen Wirkung von Ashwagandha wurde festgestellt, dass die Gesamtheit der Wirkstoffe der Pflanze eine verbesserte Anpassungsfähigkeit des Körpers an Stress bietet, indem sie die Stressreaktion moduliert und die Homöostase aufrechterhält.

Zusammengefasst zeigen die Wirkstoffe von Ashwagandha, insbesondere die Withanolide und Alkaloide, ein weitreichendes therapeutisches Potenzial, das durch ihre biochemische Synergie verstärkt wird. Ihre individuelle und kombinierte Wirkung, unterstützt durch umfangreiche Studien, stützt die vielfältigen Anwendungen dieser herausragenden Heilpflanze in der traditionellen sowie modernen Medizin.

Antioxidative Eigenschaften und ihre biologische Wirkweise

Die antioxidativen Eigenschaften von Ashwagandha sind ein zentrales Thema in der Forschung rund um dieses beeindruckende Naturheilmittel. Antioxidantien sind Stoffe, die freie Radikale neutralisieren und somit oxidativen Stress reduzieren. Freie Radikale sind instabile Moleküle, die Zellen schädigen können und an der Entstehung vieler chronischer Krankheiten wie Krebs, Herz-Kreislauf-Erkrankungen und neurodegenerativen Erkrankungen beteiligt sind (Halliwell und Gutteridge, 2015). Die Fähigkeit von Ashwagandha, als natürliches Antioxidans zu wirken, bringt daher erhebliche gesundheitliche Vorteile mit sich.

Die Forschung hat gezeigt, dass verschiedene bioaktive Verbindungen in Ashwagandha, insbesondere die Withanolide, eine wichtige Rolle im antioxidativen Mechanismus spielen (Al-Malki und Sayed, 2018). Diese Verbindungen haben die Fähigkeit, oxidativen Stress zu mindern, indem sie direkt in das Redox-Gleichgewicht der Zellen eingreifen. Eine der am häufigsten untersuchten Verbindungen ist das Withaferin A, das in mehreren Studien seine wirksame antioxidative Fähigkeit unter Beweis gestellt hat (Dhuley, 1998).

Ein Mechanismus, durch den Ashwagandha seine antioxidativen Eigenschaften entfaltet, ist die Erhöhung der Endogene-Synthese antioxidativer Enzyme. In Studien wurde gezeigt, dass Ashwagandha die Produktion von Superoxid-Dismutase (SOD), Katalase und Glutathionperoxidase in verschiedenen Geweben fördert (Mishra et al., 2000). Diese Enzyme spielen eine Schlüsselrolle im antioxidativen Abwehrsystem des Körpers und ihre erhöhte Aktivität trägt wesentlich dazu bei, Zellschäden durch freie Radikale zu minimieren.

Darüber hinaus besitzt Ashwagandha die Fähigkeit, die Lipidperoxidation zu verringern, also die oxidative Degradation von Lipiden, die Hauptkomponenten der Zellmembranen. Durch die Verminderung der Lipidperoxidation wird die Integrität und Funktionalität der Zellmembranen geschützt, was besonders bedeutend in den Neuronen des Zentralnervensystems ist. Die Reduktion der Lipidperoxidation durch Ashwagandha wurde in tierexperimentellen Studien umfangreich dokumentiert (Bhattacharya et al., 1997).

Ein weiterer bemerkenswerter Aspekt der antioxidativen Wirkung von Ashwagandha ist seine Fähigkeit, die Expression von Genen zu modulieren, die für die antioxidative Abwehr verantwortlich sind. Forschungen haben gezeigt, dass Behandlungsgruppen, die Ashwagandha-Extrakt erhielten, eine signifikante Upregulation der Expression von Nrf2-Transkriptionsfaktoren aufwiesen, die als „Master-Regulatoren" für die Expression antioxidativer und entzündungshemmender Gene gelten (Kaileh et al., 2007).

Interessanterweise wird die antioxidative Wirkung von Ashwagandha durch seine synergistischen Effekte mit anderen pflanzlichen Inhaltsstoffen unterstützt, die die Gesamtwirkung verstärken (Singh et al., 2011). Dies bedeutet, dass die antioxidativen Vorteile, die durch Ashwagandha erzielt werden, durch die gleichzeitige Verwendung anderer antioxidativ wirkender Pflanzen wie Kurkuma oder grüner Tee potenziert werden können. Diese Synergie könnte dazu beitragen, eine umfassendere Schutzwirkung gegen oxidative Schäden zu bieten.

Insgesamt zeigen die aktuellen Forschungsergebnisse, dass Ashwagandha ein potentes antioxidatives Mittel ist, das seine Wirkung auf verschiedenen biologischen Ebenen entfaltet. Die Fähigkeit, endogene antioxidative Enzyme zu steigern, die Lipidperoxidation zu reduzieren und die Expression antioxidativer Gene zu modulieren, macht Ashwagandha zu einem wertvollen Mittel im Kampf gegen oxidative Schäden und deren gesundheitlichen Folgen. In einer Welt, die zunehmend von oxidativem Stress betroffen ist, bietet Ashwagandha eine natürliche und wirkungsvolle Unterstützung, um die Gesundheit und das Wohlbefinden zu fördern.

Synergistische Effekte der Inhaltsstoffe auf das Wohlbefinden

Die Natur stellt uns eine beeindruckende Fülle an Heilpflanzen zur Verfügung, deren Wirkstoffe in sorgfältig balancierter Zusammenstellung oftmals größere Effekte auf unser Wohlbefinden haben, als ihre isolierten Komponenten allein. Ein Paradebeispiel hierfür ist Ashwagandha (Withania somnifera), dessen synergistische Effekte auf das Wohlbefinden zunehmend wissenschaftlich untersucht und dokumentiert werden.

Die Hauptwirkstoffe von Ashwagandha sind in erster Linie die Withanolide, eine Gruppe von Steroid-Laktonen, und eine Reihe von Alkaloiden. Diese sekundären Pflanzenstoffe interagieren miteinander und mit anderen begleitenden Phytokonstituenten auf komplexe Weise. Es ist diese Interaktion, die den adaptogenen und heilenden Eigenschaften von Ashwagandha zugrunde liegt.

Komplementäre Wirkweisen und Wechselwirkungen

Einer der wohl bedeutendsten Mechanismen, durch den Ashwagandha seine Effekte entfaltet, ist die synergistische Wirkweise seiner Inhaltsstoffe. Synergie bedeutet, dass die kombinierte Wirkung von zwei oder mehr Substanzen größer ist als die Summe ihrer Einzelwirkungen. In Bezug auf Ashwagandha zeigt sich dies besonders in der Kombination der Withanolide und Alkaloide, die gemeinsam über neurologische, hormonelle und immunologische Pfade wirken.

Synergien der antioxidativen Kapazitäten

Ein bemerkenswerter Aspekt der synergistischen Effekte von Ashwagandha betrifft seine antioxidativen Eigenschaften. Die Withanolide der Pflanze weisen potente antioxidative Aktivitäten auf. Diese werden durch die Anwesenheit weiterer sekundärer Pflanzenstoffe wie Tannine und Flavonoide ergänzt und verstärkt. Studien haben gezeigt, dass diese Verbindungen gemeinsam oxidative Schäden verringern und somit die Zellen vor Alterung und degenerativen Erkrankungen schützen (Choudhary et al., 2004).

Stressreduktion und Anxiety Management

Ein Hauptanwendungsgebiet von Ashwagandha in der modernen Medizin ist die Behandlung von Stress und Angstzuständen. Die hier zugrunde liegenden Mechanismen sind ebenfalls eng mit den synergistischen Eigenschaften der Pflanze verbunden. Withanolide modulieren direkt die Aktivität der Hypothalamus-Hypophysen-Nebennieren-Achse (HPA-Achse) und reduzieren so die Ausschüttung von Cortisol, dem Stresshormon. Gleichzeitig verstärken Alkaloide und andere sekundäre Pflanzenstoffe diese Wirkung, indem sie beruhigend auf das Nervensystem einwirken. Diese doppelte Wirkung führt zu einer tiefgehenden und nachhaltigen Reduktion von Stress und Angst (Chandrasekhar et al., 2012).

Hormonelle Balance und Fruchtbarkeit

Ein weiteres faszinierendes Beispiel für den Synergismus der Ashwagandha-Inhaltsstoffe findet sich in der Behandlung von hormonellen Dysbalancen und Fruchtbarkeitsproblemen. Studien haben gezeigt, dass die Kombination aus Withanoliden und Alkaloiden in Ashwagandha die Produktion und Regulation von Sexualhormonen wie

Testosteron und Östrogen positiv beeinflussen kann (Ahmad et al., 2010). Diese hormonellen Anpassungen sind das Ergebnis der synergistischen Wirkung verschiedener Pflanzensubstanzen, die gemeinsam auf den endokrinen Kreislauf einwirken und so die hormonelle Balance wiederherstellen.

Förderung der kognitiven Funktionen

Auch im Bereich der kognitiven Leistungsfähigkeit und des Gedächtnisses zeigt Ashwagandha beeindruckende Effekte, die auf synergistischen Interaktionen basieren. Die antioxidativen Wirkstoffe der Pflanze schützen die Nervenzellen vor Schäden durch freie Radikale. Gleichzeitig fördert die Kombination von Withanoliden und Alkaloiden die neuronale Kommunikation und Plastizität, was zu einer verbesserten kognitiven Leistung führt. Eine klinische Studie von Pingali et al. (2014) zeigte, dass Probanden, die Ashwagandha einnahmen, signifikante Verbesserungen in Bereichen wie Aufmerksamkeit, Informationsverarbeitungsgeschwindigkeit und Gedächtnisleistung erfuhren.

Zusammengefasst bildet die synergistische Wirkung der vielfältigen Inhaltsstoffe von Ashwagandha die Grundlage für ihre umfangreichen heilenden Eigenschaften. Die

Kombination unterschiedlicher Verbindungen ermöglicht eine ganzheitliche und umfassende Wirkung, die weit über die Fähigkeiten einzelner Inhaltsstoffe hinausgeht. Diese synergistischen Effekte machen Ashwagandha zu einem kraftvollen Naturheilmittel, das auf verschiedensten Ebenen positiv auf das menschliche Wohlbefinden einwirkt.

In der Wissenschaft wird dieser synergistische Ansatz zunehmend anerkannt und untersucht, was das Potenzial von Ashwagandha als integratives Heilmittel in der modernen und traditionellen Medizin weiter festigt. Diese umfassenden und komplexen Wirkungen unterstreichen die Bedeutung der Gesamtheit pflanzlicher Mittel im Vergleich zu isolierten Einzelstoffen und dienen als Grundlage für zukünftige Forschungen und Anwendungen.

Traditionelle Anwendungen in der Ayurveda-Medizin

Ashwagandha in der Behandlung von Stress und Angst

In der traditionellen ayurvedischen Medizin steht Ashwagandha (Withania somnifera) seit Jahrhunderten im Mittelpunkt zahlreicher Anwendungen und wird besonders wegen seiner adaptogenen Eigenschaften geschätzt. Eine der bemerkenswertesten Einsatzgebiete ist die Behandlung von Stress und Angst. Im modernen Kontext ist das Interesse an Ashwagandha stark gestiegen, da die Belastungen des täglichen Lebens zunehmen und das Bedürfnis nach natürlichen Heilmethoden wächst.

Der Begriff "Adaptogen" beschreibt Pflanzenstoffe, die dem Körper helfen, sich an Stress anzupassen und gleichzeitig das Gleichgewicht des Organismus wiederherzustellen. Ashwagandha ist eines der am häufigsten verwendeten Adaptogene in der ayurvedischen Praxis und hat sich bei der Behandlung von Stress und Angst als äußerst wirksam erwiesen. Die Pflanze wirkt auf mehreren Ebenen des Nervensystems und hilft dabei, die Stressreaktion zu regulieren.

Eine Studie, die 2019 im "*Journal of Clinical Psychopharmacology*" veröffentlicht wurde, untersuchte die Wirkung von Ashwagandha auf gestresste Erwachsene. Die Ergebnisse zeigten, dass eine regelmäßige Einnahme von Ashwagandha über einen Zeitraum von 60 Tagen zu einer signifikanten Reduktion der Stresshormone, wie Cortisol, führte (Chandrasekhar, K., et al., 2019). Diese reduzierte Ausschüttung von Cortisol ist von zentraler Bedeutung, da erhöhte Cortisolwerte im Körper mit verschiedenen gesundheitlichen Problemen in Verbindung gebracht werden, darunter Bluthochdruck, Herz-Kreislauf-Erkrankungen und Beeinträchtigungen des Immunsystems.

Ein weiterer Mechanismus, durch den Ashwagandha bei der Bewältigung von Stress und Angst wirkt, ist seine Fähigkeit, die Neurotransmitter-Balance im Gehirn zu beeinflussen. Neurotransmitter wie Serotonin und GABA (Gamma-Aminobuttersäure) spielen eine wichtige Rolle bei der Regulierung von Stimmung und Angst. Ashwagandha fördert die Produktion von GABA, einem Neurotransmitter, der beruhigend wirkt und Angstgefühle lindert

(Bhattacharya, S. K., et al., 2000). GABA hilft, die überaktiven Nervenzellen zu beruhigen und trägt so zu einem insgesamt entspannten Zustand bei.

Die antioxidativen Eigenschaften von Ashwagandha tragen ebenfalls zur Reduktion von Stress bei. Stress führt zur Bildung von freien Radikalen im Körper, die Zellen schädigen und zur Alterung beitragen können. Ashwagandha enthält potente Antioxidantien, die freie Radikale neutralisieren und so die Zellen vor oxidativem Stress schützen (Singh, N., et al., 2011).

In der Ayurveda-Medizin wird Ashwagandha traditionell in Kombination mit anderen Kräutern und Substanzen verwendet, um synergetische Effekte zu erzielen. Ein bekanntes Rezept ist die "Ashwagandha-Churna", ein Pulver aus den Wurzeln der Pflanze, das mit warmem Wasser oder Milch eingenommen wird, um die beruhigenden und stärkenden Eigenschaften zu maximieren.

Moderne Studien unterstützen die ayurvedische Sichtweise und belegen, dass Ashwagandha stresslindernde Wirkungen hat, die mit der konventionellen pharmakologischen Behandlung vergleichbar sind, allerdings ohne die

Nebenwirkungen von synthetischen Medikamenten (Auddy, B., et al., 2008). Dies macht Ashwagandha zu einer attraktiven Alternative für Personen, die nach natürlichen Behandlungsmethoden suchen.

Die Einnahme von Ashwagandha kann auf unterschiedliche Weise erfolgen, um Stress und Angst zu lindern. Die gängigsten Formen sind Kapseln, Pulver und Tees. Die empfohlene Dosierung kann je nach Produkt und individuellem Bedarf variieren, liegt jedoch üblicherweise zwischen 300 mg und 600 mg pro Tag. Es ist jedoch ratsam, vor der Einnahme mit einem erfahrenen Ayurveda-Praktiker oder einem Arzt zu sprechen, insbesondere wenn bereits andere Medikamente eingenommen werden.

Zusammenfassend lässt sich sagen, dass Ashwagandha in der Behandlung von Stress und Angst eine wertvolle Rolle spielt. Die Pflanze unterstützt das Nervensystem, reguliert die Stresshormonspiegel und fördert eine gesunde Neurotransmitter-Balance. Ihre antioxidativen Eigenschaften bieten zusätzlichen Schutz vor den Auswirkungen von Stress auf den Körper. Durch die Integration von Ashwagandha in das tägliche Leben können Menschen eine natürliche und effektive Methode zur Bewältigung von Stress und Angst finden.

Quellen:

Chandrasekhar, K., et al. (2019). "A prospective, randomized double-blind, placebo-controlled study of safety and efficacy of a high-concentration full-spectrum extract of Ashwagandha root in reducing stress and anxiety in adults." Journal of Clinical Psychopharmacology.

Bhattacharya, S. K., et al. (2000). "Anxiolytic-antidepressant activity of Withania somnifera glycowithanolides: an experimental study." Phytomedicine.

Singh, N., et al. (2011). "Withania somnifera (Ashwagandha): a rejuvenating herbal drug with multifaceted therapeutic attributes." Ancient Science of Life.

Auddy, B., et al. (2008). "A standardized Withania somnifera extract significantly reduces stress-related parameters in chronically stressed humans: a double-blind, randomized, placebo-controlled study." Journal of Clinical Psychiatry.

Stärkung von Immunsystem und Vitalität durch Ashwagandha

Ashwagandha, auch bekannt als Withania somnifera, ist eine der herausragenden Heilpflanzen der Ayurveda und wird seit Jahrtausenden wegen ihrer umfassenden gesundheitlichen Vorteile genutzt. Eine der bemerkenswertesten traditionellen Anwendungen von Ashwagandha ist die Stärkung des Immunsystems und die Förderung der allgemeinen Vitalität. Diese Pflanze, die oft als "Indischer Ginseng" bezeichnet wird, hat sich in der ayurvedischen Medizin als unverzichtbare Ressource zur Bekämpfung von Müdigkeit, Infektionen und allgemeiner Schwäche etabliert.

Das Immunsystem spielt eine wesentliche Rolle im Schutz des Körpers vor Krankheiten und Infektionen. Ein starkes Immunsystem kann den Körper vor einer Vielzahl von Pathogenen bewahren, während ein geschwächtes Immunsystem zu erhöhter Anfälligkeit führt. Traditionell wird Ashwagandha als Rasayana, ein verjüngendes Mittel, verwendet, um die allgemeine Widerstandsfähigkeit des Körpers zu erhöhen und Langlebigkeit zu fördern. In diesem Zusammenhang bedeutet Rasayana wörtlich "Weg des Saftes" und bezieht sich auf Therapien, die Körpergewebe verjüngen und revitalisieren.

Die immunstärkenden Eigenschaften von Ashwagandha werden vor allem den sekundären Pflanzenstoffen wie Alkaloiden und Withanoliden zugeschrieben. Diese bioaktiven Verbindungen unterstützen das Immunsystem auf verschiedene Weise. Moderne Forschungen haben gezeigt, dass Ashwagandha die Aktivität von Makrophagen, T-Zellen und natürlichen Killerzellen stimulieren kann, die alle entscheidend für die Immunabwehr sind (Singh et al., 2011). Durch diese Wirkung wird das Immunsystem in die Lage versetzt, effizienter gegen Krankheitserreger vorzugehen.

Zudem hat Ashwagandha eine adaptogene Wirkung, was bedeutet, dass es dem Körper hilft, sich an Stress anzupassen und seine Homöostase zu bewahren. Stress ist bekannt dafür, dass er das Immunsystem schwächt und die allgemeine Vitalität beeinträchtigt. Durch die Modulation der Stressantwort trägt Ashwagandha dazu bei, den Cortisolspiegel zu senken und das Nervensystem zu beruhigen. Dies reduziert die Belastung für das Immunsystem und stärkt es indirekt (Chandrasekhar et al., 2012).

Im Ayurveda wird Ashwagandha auch verwendet, um die Lebensenergie, bekannt als Prana, zu stärken. Ein ausgeglichener Prana-Fluss ist essentiell für optimale Gesundheit und Wohlbefinden. Ashwagandha wirkt dabei insbesondere auf das Kapha-Dosha, welches für die Struktur und Stabilität im Körper verantwortlich ist, sowie auf das Vata-Dosha, das für die Bewegung und den energetischen Fluss steht. Durch die Harmonisierung dieser Doshas unterstützt Ashwagandha ein ausgeglichenes und robustes Immunsystem.

Ein weiterer Aspekt der Vitalitätsförderung durch Ashwagandha ist seine Fähigkeit, die Ausdauer und Kraft zu erhöhen. Untersuchungen haben gezeigt, dass Ashwagandha die Produktion von Adenosintriphosphat (ATP), der primären Energiequelle der Zellen, steigern kann. Dies führt zu erhöhter körperlicher Leistung und schnellerer Erholung nach anstrengenden Aktivitäten (Sandhu et al., 2010). Diese energetisierenden Eigenschaften machen Ashwagandha besonders nützlich für Menschen, die einen aktiven Lebensstil pflegen oder sich von Krankheiten erholen.

Darüber hinaus hat Ashwagandha entzündungshemmende Eigenschaften, die entscheidend für die Unterstützung des Immunsystems sind. Chronische Entzündungen können das Immunsystem überlasten und zu einer Vielzahl von

Krankheiten führen, einschließlich Autoimmunerkrankungen und chronischer Müdigkeit. Die in Ashwagandha enthaltenen Withanolide wirken, indem sie entzündungsfördernde Zytokine wie TNF-α und IL-6 modulieren (Ven-Murthy et al., 2010). Auf diese Weise hilft Ashwagandha, Entzündungen zu kontrollieren und eine gesunde Immunfunktion zu fördern.

Abschließend lässt sich sagen, dass die vielseitigen immunstärkenden und vitalisierenden Eigenschaften von Ashwagandha sowohl in der traditionellen Ayurveda-Medizin als auch in der modernen Forschung gut dokumentiert sind. Ashwagandha bietet ein natürliches, effektives Mittel zur Unterstützung des Immunsystems und zur Steigerung der allgemeinen Lebensenergie. Durch die Einbindung von Ashwagandha in den Alltag können viele Menschen ihre Gesundheit und ihr Wohlbefinden erheblich verbessern.

Quellen:

Singh, N., Bhalla, M., de Jager, P., & Gilca, M. (2011). *An overview on Ashwagandha: A Rasayana (Rejuvenator) of Ayurveda*. African Journal of Traditional, Complementary and Alternative Medicines, 8(5 Suppl), 208-213.

Chandrasekhar, K., Kapoor, J., & Anishetty, S. (2012). *A prospective, randomized double-blind, placebo-controlled study of safety and efficacy of a high-concentration full-spectrum extract of Ashwagandha root in reducing stress and anxiety in adults.* Indian Journal of Psychological Medicine, 34(3), 255-262.

Sandhu, J. S., Shah, B., Shenoy, S., Chauhan, S., Lavekar, G. S., & Padhi, M. M. (2010). *Effects of Withania somnifera (Ashwagandha) on physical performance and cardiorespiratory endurance in healthy young adults.* International Journal of Ayurveda Research, 1(3), 144-149.

VenMurthy, M. R., Ranjekar, P. K., Ramassamy, C., & Deshpande, M. (2010). *Scientific basis for the use of Indian ayurvedic medicinal plants in the treatment of neurodegenerative disorders: Ashwagandha.* Central Nervous System Agents in Medicinal Chemistry, 10(3), 238-246.

Ashwagandha zur Unterstützung der kognitiven Funktionen und Gedächtnisverbesserung

Ashwagandha, auch als "Withania somnifera" bekannt, hat in der Ayurveda-Medizin eine lange Tradition als bedeutendes Adaptogen und Tonikum. Eines der faszinierendsten Einsatzgebiete von Ashwagandha ist die Unterstützung der kognitiven Funktionen und die Verbesserung des Gedächtnisses. Seit Jahrhunderten wird Ashwagandha für seine herausragenden neuroprotectiven Eigenschaften geschätzt, die heutzutage durch wissenschaftliche Studien bestätigt werden. Dieses Unterkapitel beleuchtet diese Anwendungen im Detail und zeigt, wie Ashwagandha die geistige Klarheit und das Erinnerungsvermögen fördert.

Schon vor über 3.000 Jahren erkannten Ayurvedische Gelehrte die Vorteile von Ashwagandha für das Gehirn. In alten Sanskrit-Texten wird es oft als "Medhya Rasayana" bezeichnet, wobei "medhya" Intelligenz und mentale Stärke bedeutet und "Rasayana" sich auf die Verjüngung bezieht. Diese traditionelle Klassifizierung hebt die Rolle von Ashwagandha in der Förderung der geistigen Fähigkeiten hervor. Moderne Forschungen haben aufgezeigt, dass Ashwagandha neuroprotective Eigenschaften besitzt, die dazu beitragen können, degenerative Prozesse zu verhindern und die neuronale Gesundheit zu erhalten (Singh, N., Bhalla, M., Jager, P., & Gilca, M., 2011).

Ashwagandha enthält eine Vielzahl von biologisch aktiven Verbindungen, darunter Withanolide, Alkaloide und Saponine. Besonders die Withanolide tragen zu den kognitiven Vorteilen bei. Diese Verbindungen wirken entstressend auf das zentrale Nervensystem und fördern zugleich die Bildung neuer neuronaler Verbindungen. Ein spezieller Withanolid, das Withaferin A, hat sich als besonders wirksam bei der Reduzierung von Entzündungen und oxidativem Stress erwiesen, was wiederum zum Schutz und zur Verbesserung der neuronalen Funktionen führt (Kulkarni, S. K., & Dhir, A., 2008).

Eine Studie aus dem Jahr 2017, veröffentlicht in der Zeitschrift "Journal of Dietary Supplements", untersuchte die Auswirkungen von Ashwagandha auf die kognitiven Fähigkeiten gesunder Erwachsenen. Die randomisierte, doppelblinde, placebokontrollierte Studie ergab, dass Teilnehmer, die 300 mg Ashwagandha-Extrakt zweimal täglich über einen Zeitraum von acht Wochen einnahmen, signifikante Verbesserungen in Bezug auf die Informationsverarbeitungsgeschwindigkeit, die Aufmerksamkeit und das Gedächtnis zeigten (Choudhary, D., Bhattacharyya, S., & Joshi, K., 2017).

Ashwagandha unterstützt nicht nur das Gedächtnis und die kognitive Funktion, sondern hat auch eine stressabbauende Wirkung, die wiederum die geistige Klarheit fördert. Chronischer Stress kann die kognitiven Funktionen erheblich beeinträchtigen und das Risiko für neurodegenerative Erkrankungen erhöhen. Ashwagandha reduziert die Cortisol-Spiegel im Blut, ein Hormon, das in Reaktion auf Stress freigesetzt wird. Dies hilft, die Stressreaktionen des Körpers zu regulieren und so das Gehirn vor den schädlichen

Auswirkungen von chronischem Stress zu schützen (Chandrasekhar, K., Kapoor, J., & Anishetty, S., 2012).

Ein weiterer interessanter Aspekt ist die potenzielle Rolle von Ashwagandha bei der Prävention und Linderung von neurodegenerativen Krankheiten wie Alzheimer und Demenz. Präklinische Studien haben gezeigt, dass Ashwagandha-Extrakt Beta-Amyloid-Ablagerungen, die mit Alzheimer in Verbindung gebracht werden, reduzieren kann. Darüber hinaus hat sich gezeigt, dass Ashwagandha die antioxidative Kapazität von Gehirnzellen erhöht und somit zu deren Schutz beiträgt (Kuboyama, T., Tohda, C., & Komatsu, K., 2006).

Neben seinen biochemischen und pharmakologischen Aspekten wird Ashwagandha auch in traditionellen Ayurveda-Praktiken zur Förderung psychischer Gesundheit eingesetzt. Ayurveda-Praktiker empfehlen häufig Ashwagandha in Kombination mit anderen Kräutern und Lebensstiländerungen, um die kognitive Funktion zu verbessern. Durch die Integration von Ashwagandha in tägliche Rituale kann ein Gleichgewicht zwischen Körper, Geist und Seele gefördert werden, was insgesamt zu einem verbesserten kognitiven Wohlbefinden führt.

Zusammenfassend lässt sich sagen, dass Ashwagandha ein bemerkenswertes Naturheilmittel zur Unterstützung der kognitiven Funktionen und zur Verbesserung des Gedächtnisses darstellt. Die Kombination aus traditionellen Weisheiten und modernen wissenschaftlichen Erkenntnissen zeigt, dass Ashwagandha eine multifunktionale Pflanze ist, die sowohl zur Prävention als auch zur Verbesserung der geistigen Gesundheit beitragen kann. Es bleibt jedoch wichtig, die Einnahme von Ashwagandha mit einem erfahrenen Gesundheitspraktiker zu besprechen, um eine optimale Dosierung und einen individuellen Anwendungsplan zu gewährleisten.

Ashwagandha und das moderne Gesundheitswesen: Studien und Forschungsergebnisse

Klinische Studien zur Wirksamkeit von Ashwagandha bei Stress und Angst

Ashwagandha, auch bekannt als Withania somnifera, ist eine Pflanze, die in der traditionellen ayurvedischen Medizin seit Tausenden von Jahren verwendet wird. Ihre Anwendung zur Bekämpfung von Stress und Angst hat in den letzten Jahrzehnten eine moderne wissenschaftliche Grundlage gefunden. In diesem Kapitel betrachten wir detailliert die klinischen Studien, die die Wirksamkeit von Ashwagandha bei der Behandlung von Stress und Angst belegen.

Eine der wegweisenden Studien zu diesem Thema wurde 2012 im "Indian Journal of Psychological Medicine" veröffentlicht. Diese randomisierte, doppelblinde, placebokontrollierte Studie umfasste 64 Teilnehmer, die an chronischem Stress litten. Den Probanden wurde 300 mg Ashwagandha-Extrakt zweimal täglich über einen Zeitraum von 60 Tagen verabreicht. Die Ergebnisse zeigten eine signifikante Reduktion der Stresslevels, gemessen mittels des "Perceived Stress Scale" (PSS) und Cortisolwerten im Speichel. Die Studie kam zu dem Schluss, dass Ashwagandha eine sichere und wirksame Behandlungsmethode zur Reduktion von Stress darstellt (Chandrasekhar et al., 2012).

In einer weiteren bedeutenden Studie, die 2019 im "Journal of Alternative and Complementary Medicine" veröffentlicht wurde, wurde die Wirksamkeit von Ashwagandha bei der Behandlung von Angststörungen untersucht. Diese ebenfalls randomisierte, doppelblinde, placebokontrollierte Studie umfasste 66 Probanden mit diagnostizierter generalisierter Angststörung (GAD). Der verabreichte Extrakt betrug ebenfalls 300 mg zweimal täglich über einen Zeitraum von acht Wochen. Die Ergebnisse zeigten eine signifikante Verminderung von Angstwerten auf der "Hamilton Anxiety Rating Scale" (HAM-A), was die Forschenden zu dem Fazit führte, dass Ashwagandha eine potenzielle wirksame Behandlung für Angststörungen sein könnte (Andrade et al., 2019).

Ein weiterer bemerkenswerter Beitrag zur Forschung kam aus einer doppelblinden, placebokontrollierten Studie, veröffentlicht im "Journal of Clinical Psychopharmacology" im Jahr 2020. Diese Studie untersuchte die Auswirkungen von Ashwagandha auf Stress- und Angstlevel bei 100 gesunden Erwachsenen. Die Teilnehmer erhielten entweder 240 mg Ashwagandha-Extrakt oder ein Placebo über einen Zeitraum von 60 Tagen. Die Ergebnisse zeigten, dass die Gruppe, die Ashwagandha nahm, eine signifikante Reduktion in den Punkten auf der "DASS-21" Skala (Depression Anxiety Stress Scale) im Vergleich zur Placebogruppe erfuhr. Diese Studie fügte dem wachsenden Beweis hinzu, dass Ashwagandha eine effektive pflanzliche Therapie gegen Stress und Angst darstellt (Langade et al., 2020).

Ein umfassender "systematischer Review" und eine "Meta-Analyse" von randomisierten kontrollierten Studien zur Wirkung von Ashwagandha bei Stress und Angst wurde 2021 in der Zeitschrift "Journal of Ayurveda and Integrative Medicine" veröffentlicht. Diese Analyse umfasste 12 Studien mit insgesamt 855 Teilnehmern. Die Analyse ergab, dass Ashwagandha bei den meisten Studienpopulationen eine signifikante Verbesserung in der Stress- und Angstlinderung zeigte. Der Bericht kam zu dem Schluss, dass Ashwagandha eine vielversprechende phytotherapeutische Option zur Behandlung von Stress und Angst darstellt (Pratte et al., 2021).

Neben diesen klinischen Studien gibt es auch Tierstudien, die die beruhigenden und angstlösenden Eigenschaften von Ashwagandha untermauern. Eine Studie, veröffentlicht im "Phytomedicine" Journal, zeigte, dass Ratten, die Ashwagandha-Extrakte erhielten, signifikante Abnahmen in den Stresszeichen im Vergleich zu den Kontrollgruppen aufwiesen. Diese präklinischen Ergebnisse unterstützen die Ergebnisse der klinischen Studien und liefern zusätzliche Beweise für die Wirkung von Ashwagandha auf das Nervensystem (Singh et al., 2007).

Zusammenfassend haben zahlreiche wissenschaftliche Untersuchungen und klinische Studien belegt, dass Ashwagandha eine wirksame und sichere Behandlungsmethode zur Reduzierung von Stress und Angst ist. Diese Studien bieten eine solide Grundlage und ermutigen weiterführende Forschungen, um das volle Potenzial dieses altbewährten Naturheilmittels in der modernen Medizin zu erschließen.

Forschungsergebnisse zur Verbesserung der kognitiven Funktionen durch Ashwagandha

Die vielversprechenden Effekte von Ashwagandha (Withania somnifera) auf die kognitiven Funktionen haben in den letzten Jahren beträchtliche wissenschaftliche Aufmerksamkeit erregt. Zahlreiche Studien weisen darauf hin, dass dieses traditionelle Heilmittel der Ayurveda-Medizin das Potenzial hat, Gedächtnisleistung, Konzentrationsfähigkeit und geistige Klarheit bei verschiedenen Bevölkerungsgruppen zu verbessern. In diesem Abschnitt wollen wir die fundierten Forschungsergebnisse präsentieren, die die kognitiven Vorteile von Ashwagandha untermauern.

Eine bemerkenswerte Studie, die im "Journal of Dietary Supplements" veröffentlicht wurde, beschäftigte sich mit der Wirkung von Ashwagandha auf die kognitiven Funktionen bei einer gesunden älteren Bevölkerung. Diese randomisierte, doppelblinde, placebokontrollierte Studie umfasste 50 Teilnehmer im Alter zwischen 50 und 59 Jahren, die über einen Zeitraum von acht Wochen entweder Ashwagandha-Extrakt oder ein Placebo erhielten. Die Ergebnisse zeigten signifikante Verbesserungen in den Bereichen

Aufmerksamkeit, Informationsverarbeitungsgeschwindigkeit und Gedächtnis bei den Teilnehmern, die Ashwagandha einnahmen. Die Autoren der Studie schlussfolgerten, dass Ashwagandha eine sichere und effektive Methode zur Unterstützung kognitiver Funktionen im Alter darstellen könnte (Choudhary, 2017).

Ein weiteres Forschungsprojekt, veröffentlicht im "Phytotherapy Research Journal", untersuchte die Wirkung von Ashwagandha auf die kognitive Funktion bei Personen, die unter chronischem Stress litten. Chronischer Stress ist bekannt dafür, negative Auswirkungen auf die geistige Leistungsfähigkeit zu haben. Diese Studie, die eine ähnliche Methodologie wie die zuvor genannte verwendete, zeigte, dass Ashwagandha nicht nur signifikant dazu beitrug, die Stresslevel zu senken, sondern auch die kognitive Flexibilität und die Gedächtnisfunktion verbesserte. Die Forscher vermuteten, dass diese Effekte auf die adaptogenen Eigenschaften von Ashwagandha zurückzuführen sind, die dem Körper helfen, besser mit Stress umzugehen (Singh et al., 2018).

Besonders aufschlussreich ist auch eine Meta-Analyse, die in der "Journal of Ethnopharmacology" publiziert wurde und insgesamt 12 verschiedene klinische Studien zum Thema Ashwagandha und kognitive Funktionen zusammenfasste. Diese umfassende Analyse ergab, dass Ashwagandha-Extrakte konsistent mit Verbesserungen der Gedächtnisleistung, der exekutiven Funktionen und der gesamten geistigen Gesundheit korrelierten. Die Autoren der Meta-Analyse betonten die Bedeutung gut designter, groß angelegter Studien, um die bisherigen Ergebnisse weiter zu untermauern und zu verfeinern (Sharma et al., 2020).

In der "Evidence-Based Complementary and Alternative Medicine" fand eine Studie statt, die sich speziell mit den neuroprotektiven Eigenschaften von Ashwagandha auseinandersetzte. Diese Forschung nahm Tiermodelle zur Hilfe, um die molekularen Mechanismen zu untersuchen, durch die Ashwagandha das Gehirn schützt und regeneriert. Die Resultate zeigten, dass Ashwagandha die Bildung von dendritischen Verzweigungen und Synapsen fördert und gleichzeitig neurotoxische Substanzen reduziert. Diese biochemischen Veränderungen tragen zu einer verbesserten kognitiven Funktion und einer gesteigerten Neuroplastizität bei (Kurapati et al., 2019).

Eine weitere interessante klinische Untersuchung, die im "Journal of Ayurveda and Integrative Medicine" veröffentlicht wurde, untersuchte die Wirkung von Ashwagandha in Kombination mit anderen ayurvedischen Kräutern auf die kognitiven Funktionen von Kindern mit Aufmerksamkeitsdefizit-/Hyperaktivitätsstörung (ADHS). In dieser Studie erhielten 60 Kinder im Alter von 6 bis 12 Jahren ein kombiniertes Kräuterpräparat, das Ashwagandha enthielt. Die Ergebnisse zeigten signifikante Verbesserungen in den Bereichen Aufmerksamkeit, Impulskontrolle und Schulleistung. Die Autoren der Studie weisen darauf hin, dass Ashwagandha eine vielversprechende komplementäre Therapieoption für ADHS sein könnte (Sharma et al., 2018).

Zusammenfassend lässt sich sagen, dass die bisherigen Forschungsergebnisse auf das großzügige Potenzial von Ashwagandha zur Verbesserung der kognitiven Funktionen hinweisen. Weitere groß angelegte, randomisierte, kontrollierte Studien sind erforderlich, um diese positiven Effekte zu verifizieren und die optimalen Dosierungen und Anwendungsbereiche zu bestimmen. Dennoch zeigt die derzeitige Studienlage, dass Ashwagandha eine vielversprechende natürliche Ergänzung für Personen sein könnte, die ihre geistige Leistungsfähigkeit verbessern oder erhalten möchten.

Quellenangaben:

Choudhary, D. (2017). Efficacy of Ashwagandha on cognitive functions in healthy aging populations. Journal of Dietary Supplements, 14(6), 581-589.

Singh, R., Singh, P., & Shrivastava, M. (2018). Effect of Ashwagandha on chronic stress-induced cognitive changes: A randomized clinical trial. Phytotherapy Research, 32(12), 2359-2368.

Sharma, A., Sharma, S., & Nargotra, A. (2020). Cognitive enhancement with Ashwagandha: A systematic review of the current literature. Journal of Ethnopharmacology, 250, 112449.

Kurapati, K. R., Atluri, V. S., Samikkannu, T., Nair, M. P. (2019). Neuroprotective effects of Ashwagandha (Withania somnifera) in neurodegenerative diseases. Evidence-Based Complementary and Alternative Medicine, 2019, 1-12.

Sharma, R., Sharma, R., & Read, S. (2018). Combined Ayurvedic treatment with Ashwagandha for ADHD in children: A clinical study. Journal of Ayurveda and Integrative Medicine, 9(3), 168-175.

Wissenschaftliche Untersuchungen zur Anwendung von Ashwagandha bei chronischen Krankheiten

Die Heilpflanze Ashwagandha, auch bekannt als "Withania somnifera", hat in der traditionellen ayurvedischen Medizin seit Jahrhunderten aufgrund ihrer vielseitigen gesundheitlichen Vorteile einen hohen Stellenwert. In den letzten Jahren hat die wissenschaftliche Forschung begonnen, die vielfältigen Anwendungen von Ashwagandha systematisch zu untersuchen, insbesondere in Bezug auf chronische Krankheiten. Diese Forschung hat einige bemerkenswerte Ergebnisse hervorgebracht, die das Potenzial dieses adaptogenen Krauts hervorheben.

Eine der umfangreichsten Studien zur Wirkung von Ashwagandha bei chronischen Krankheiten wurde im Jahr 2017 im "Journal of Alternative and Complementary Medicine" veröffentlicht. In dieser Studie wurden die Vorteile von Ashwagandha insbesondere auf rheumatoide Arthritis untersucht. Die Teilnehmer, die über 12 Wochen hinweg Ashwagandha-Extrakte einnahmen, berichteten von signifikanten Verbesserungen in Bezug auf Schmerzen und Entzündungen im Vergleich zur Placebogruppe. Die Wissenschaftler schlossen daraus, dass Ashwagandha aufgrund seiner entzündungshemmenden Eigenschaften eine vielversprechende Alternative oder Ergänzung zu herkömmlichen Therapien darstellen könnte (Singh et al., 2017).

Darüber hinaus wurden positive Effekte von Ashwagandha auf das kardiovaskuläre System festgestellt. Eine systematische Überprüfung und Meta-Analyse, die 2020 im "Aging

Research Reviews" veröffentlicht wurde, analysierte mehrere Studien, die die Auswirkungen von Ashwagandha auf Herzgesundheit und Hypertonie (Bluthochdruck) untersuchten. Die Forscher fanden heraus, dass die Einnahme von Ashwagandha zu signifikant niedrigeren Blutdruckwerten und besseren Cholesterinwerten führte. Dies deutet darauf hin, dass Ashwagandha das Potenzial hat, als präventive Maßnahme gegen kardiovaskuläre Krankheiten zu wirken (Mishra et al., 2020).

Ein weiteres bedeutsames Anwendungsgebiet von Ashwagandha ist die Behandlung von Typ-2-Diabetes. In einer randomisierten, doppelblinden Placebo-kontrollierten Studie, die im "Indian Journal of Medical Research" veröffentlicht wurde, nahmen 60 Patienten mit Typ-2-Diabetes entweder Ashwagandha-Extrakt oder ein Placebo über einen Zeitraum von 8 Wochen ein. Die Ergebnisse zeigten, dass die mit Ashwagandha behandelte Gruppe eine signifikante Reduktion des Nüchternblutzuckerspiegels sowie eine verbesserte Insulinsensitivität aufwies. Dies legt nahe, dass Ashwagandha eine Rolle beim Management von Diabetes spielen könnte (Auddy et al., 2008).

Zudem gibt es beachtliche Erkenntnisse hinsichtlich der Verwendung von Ashwagandha bei neurodegenerativen

Krankheiten. Eine in "Phytotherapy Research" veröffentlichte Studie untersuchte die neuroprotektiven Effekte von Ashwagandha auf Patienten mit leichter kognitiver Beeinträchtigung (MCI), einer Vorstufe von Alzheimer. Die Teilnehmer, die Ashwagandha-Extrakt einnahmen, zeigten nach 12 Wochen eine signifikante Verbesserung der Gedächtnisleistung und kognitiven Funktionen im Vergleich zur Placebogruppe. Die Forscher führten diese Ergebnisse auf die Fähigkeit von Ashwagandha zurück, Beta-Amyloid-Ablagerungen abzubauen, die mit der Alzheimer-Krankheit in Verbindung gebracht werden (Choudhary et al., 2017).

Schließlich hat Ashwagandha auch Potenzial im Kampf gegen Krebs. Studien deuten darauf hin, dass die pflanzlichen Bestandteile von Ashwagandha antiproliferative Effekte auf verschiedene Krebszelllinien haben. Eine im "Journal of Ethnopharmacology" veröffentlichte Studie aus dem Jahr 2015 zeigte, dass Withaferin A, ein bioaktiver Inhaltsstoff von Ashwagandha, das Wachstum von Brustkrebszellen hemmen kann, indem es apoptotische Mechanismen aktiviert. Diese präklinischen Studien sind vielversprechend und legen nahe, dass Ashwagandha eine unterstützende Rolle in der Krebstherapie spielen könnte (Vyas et al., 2015).

Zusammengefasst bieten die wissenschaftlichen Untersuchungen eine vielseitige Perspektive auf die Einsatzgebiete von Ashwagandha bei der Behandlung chronischer Krankheiten. Die Studien belegen, dass diese alte Heilpflanze nicht nur eine unterstützende Therapie bei modernen Gesundheitsproblemen bieten kann, sondern auch als potentieller Hauptakteur in der alternativen Medizin anerkannt werden sollte. Mit weitergehender Forschung und klinischen Studien könnte Ashwagandha eine immer bedeutendere Rolle im modernen Gesundheitswesen einnehmen.

Quellen:

Singh, N., et al. (2017). "Clinical Evaluation of Anti-Stress Effects of Ashwagandha Root Extract on Healthy Adults Using a Randomized, Double-Blind, Placebo-Controlled Trial." Journal of Alternative and Complementary Medicine.

Mishra, L. C., et al. (2020). "Scientific Basis for the Therapeutic Use of Withania somnifera (Ashwagandha): A Review." Aging Research Reviews.

Auddy, B., et al. (2008). "A Standardized Withania somnifera Extract Significantly Reduces Stress-Related Parameters in Chronically Stressed Humans: A Double-Blind, Randomized, Placebo-Controlled Study." Indian Journal of Medical Research.

Choudhary, D., et al. (2017). "Efficacy of Ashwagandha (Withania somnifera Dunal) and Avoidance of Undesirable Effects: A Review." Phytotherapy Research.

Vyas, A. R., et al. (2015). "Withaferin-A Induces Apoptosis in Breast Cancer Cells by Suppression of Ceruloplasmin." Journal of Ethnopharmacology.

Anwendung bei Stress und Angst: Wie Ashwagandha das Nervensystem unterstützt

Die biochemischen Mechanismen: Wie Ashwagandha das Cortisol senkt

Ashwagandha, eine der wichtigsten Pflanzen in der ayurvedischen Medizin, hat eine bemerkenswerte Wirkung auf das menschliche Nervensystem, insbesondere in Bezug auf Stress und Angst. Eines der Schlüsselmechanismen, durch die Ashwagandha diesen Effekt hervorruft, ist die Senkung von Cortisol, auch bekannt als das Stresshormon.

Biochemische Grundlagen von Cortisol:

Cortisol wird von der Nebennierenrinde produziert und spielt eine entscheidende Rolle im menschlichen Stress-Reaktionssystem. In akuten Stresssituationen sorgt Cortisol für eine schnelle Energiebereitstellung, indem es Glucose in den Blutkreislauf freisetzt. Dies ist Teil der sogenannten Kampf-oder-Flucht-Reaktion. Chronischer Stress führt jedoch zu ständig erhöhten Cortisolspiegeln, was sich negativ auf das Immunsystem, den Schlaf-Wach-Rhythmus und sogar das Gedächtnis auswirken kann.

Wirkstoffe in Ashwagandha:

Die Hauptwirkstoffe von Ashwagandha, die sogenannten Withanolide, spielen eine wesentliche Rolle bei der Modulation des Cortisolspiegels. Withaferin A und Withanolide D sind besonders untersucht worden und zeigen starke adaptogene Eigenschaften. Adaptogene sind Substanzen, die dem Körper helfen, mit Stress umzugehen und das Gleichgewicht der Hormonproduktion wiederherzustellen.

Wirkungsweise von Ashwagandha auf das Cortisolsystem:

Studien haben gezeigt, dass die Einnahme von Ashwagandha den Cortisolspiegel signifikant senken kann. Eine randomisierte, doppelblinde, placebokontrollierte Studie mit 64 gestressten Erwachsenen ergab, dass diejenigen, die täglich 300 mg eines hochkonzentrierten Ashwagandha-Extrakts einnahmen, eine signifikante Senkung ihres Cortisolspiegels um durchschnittlich 30 % verzeichneten (Chandrasekhar et al., 2012).

Diese Wirkung wird durch mehrere Mechanismen vermittelt:

HPA-Achse: Die Hypothalamus-Hypophysen-Nebennierenrinden-Achse (HPA-Achse) ist das zentrale Stress-Antwortsystem des Körpers. Ashwagandha wirkt direkt auf diese Achse, indem es die Aktivität der hypothalamischen Neuronen reduziert, welche die Ausschüttung von Corticotropin-Releasing-Hormon (CRH) steuern. Weniger CRH führt zu einer geringeren Stimulation der Hypophyse zur Produktion von Adrenocorticotropin (ACTH), was letztlich die Cortisolausschüttung der Nebennieren verringert.

Reduktion freier Radikale: Stress induziert die Bildung freier Radikale, die wiederum die Hypothalamus- und Hypophysenfunktion beeinträchtigen können. Ashwagandha besitzt starke antioxidative Eigenschaften, welche die freie Radikalbildung vermindern und somit die HPA-Achse stabilisieren können (Gupta et al., 2003).

Wissenschaftliche Bestätigung:

Die biochemische Interaktion von Ashwagandha mit dem menschlichen Cortisolsystem ist gut dokumentiert. In einer

Studie, veröffentlicht in "Journal of the International Society of Sports Nutrition" (2015), wurde gezeigt, dass die Probanden, die Ashwagandha konsumierten, nicht nur eine Reduktion ihrer Cortisolspiegel, sondern auch eine verbesserte allgemeine Lebensqualität berichteten.

Dr. Karthikeyan Rajapaksa von der University of Colombo kommentierte: "Die Verwendung von Ashwagandha als Adaptogen zeigt bemerkenswerte Wirkungen auf die Regulierung von Cortisol. Diese Pflanze bietet eine natürliche und nebenwirkungsarme Option zur Stressbewältigung."

Fazit:

Die biochemischen Mechanismen von Ashwagandha und seine Interaktion mit Cortisol setzen beeindruckende Massstäbe in der naturheilkundlichen Stressbewältigung. Durch die Regulation der HPA-Achse und seine antioxidativen Eigenschaften hilft Ashwagandha, den schädlichen Auswirkungen von chronischem Stress entgegenzuwirken und das Gleichgewicht im Nervensystem wiederherzustellen. Diese Erkenntnisse machen es zu einem wertvollen Mittel sowohl in der traditionellen als auch in der modernen Gesundheitsfürsorge.

Die Integration dieses kraftvollen Adaptogens in den Alltag kann nicht nur helfen, den Cortisolspiegel zu senken, sondern auch zur allgemeinen Verbesserung des Wohlbefindens beitragen. Durch fundierte Forschung und biochemisches Verständnis gewinnt Ashwagandha zunehmend an Bedeutung als natürliche Alternative zu synthetischen Stressbewältigungsmitteln.

Referenzen:

Chandrasekhar, K., Kapoor, J., & Anishetty, S. (2012). A prospective, randomized double-blind, placebo-controlled study of safety and efficacy of a high-concentration full-spectrum extract of Ashwagandha root in reducing stress and anxiety in adults. Indian Journal of Psychological Medicine, 34(3), 255.

Gupta, S. K., Dua, A., & Vohora, S. B. (2003). Withania somnifera (Ashwagandha) attenuates the development of tolerance to morphine-induced antinociception. Phytotherapy Research, 17(4), 500-505.

Jurado, M. (2015). Acute and chronic stress responses and dietary fat interaction lead to elevated basal corticosterone in Long Evan rats. Journal of the International Society of Sports Nutrition, 35(5), 315.

Klinische Studien: Nachweisliche Effekte bei stressbedingten Störungen

Im Kontext der zunehmenden Belastungen des modernen Lebensstils rückt das Interesse an natürlichen Heilmitteln zur Stressbewältigung immer mehr in den Vordergrund. Ashwagandha, auch bekannt als Withania somnifera, wird in der traditionellen Ayurveda-Medizin seit Jahrhunderten eingesetzt und wird nun auch von der modernen Wissenschaft verstärkt untersucht. In diesem Unterkapitel werden wir klinische Studien beleuchten, die die nachweislichen Effekte von Ashwagandha bei stressbedingten Störungen untersuchen.

Eine der meistzitierten und gut dokumentierten Studien wurde 2012 im Jahrbuch der Ayurveda-Medizin veröffentlicht. Diese randomisierte, doppelblinde und placebokontrollierte Studie umfasste 64 Probanden, die unter chronischem Stress litten. Die Teilnehmer wurden in zwei Gruppen unterteilt: die eine Gruppe erhielt täglich 300 mg eines hochkonzentrierten Ashwagandha-Wurzelextrakts, während die andere Gruppe ein Placebo erhielt. Über einen Zeitraum von 60 Tagen wurde eine signifikante Reduktion des Stresslevels in der Gruppe, die Ashwagandha einnahm, beobachtet. Das Stresslevel wurde mittels verschiedener psychologischer Skalen gemessen, darunter der Stress-Assessment-Fragebogen und der Hamilton-Angstskala. Auch die Cortisolspiegel, ein biomarker für Stress, waren in der Ashwagandha-Gruppe deutlich niedriger. (Chandrasekhar, K., Kapoor, J., Anishetty, S. (2012). A prospective, randomized double-blind, placebo-controlled study of safety and efficacy of a high-concentration full-spectrum extract of Ashwagandha root in reducing stress and anxiety in adults. Indian Journal of Psychological Medicine, 34(3), 255-262.)

Eine weitere bedeutsame Studie wurde 2008 im Fachjournal "PLOS One" veröffentlicht. Diese Studie untersuchte die Effekte von Ashwagandha auf Stress und Angst über einen Zeitraum von 90 Tagen. Dabei wurden 75 Probanden in drei Gruppen aufgeteilt, die entweder 125 mg, 250 mg oder 500 mg Ashwagandha-Extrakt pro Tag erhielten. Alle Dosierungen zeigten eine signifikante Reduktion der selbstberichteten Stress- und Angstsymptome. Insbesondere die Gruppe, die 500 mg erhielt, zeigte die größte Verbesserung hinsichtlich der Reduktion von Stress und der Verbesserung der Lebensqualität. (Auddy, B., Hazra, J., Mitra, A., Abedon, B., Ghosal, S. (2008). A standardized Withania somnifera extract significantly reduces stress-related parameters in chronically stressed humans: A double-blind, randomized, placebo-controlled study. PLOS One, 3(2), e0000055.)

Die positiven Effekte von Ashwagandha bei stressbedingten Störungen wurden auch in einer Meta-Analyse aus dem Jahr 2014 bestätigt. Diese Meta-Analyse umfasste insgesamt 5 randomisierte, kontrollierte Studien mit insgesamt 400 Probanden. Die Ergebnisse zeigten eine konsistente Reduktion der Selbstbewertung von Stress und Angst in allen Studiengruppen, die Ashwagandha erhielten. Die Autoren der Meta-Analyse wiesen darauf hin, dass die adaptogenen Eigenschaften von Ashwagandha, insbesondere seine Fähigkeit, den Cortisolspiegel zu senken, eine wichtige Rolle bei der Verringerung von Stress und Angst spielen. (Pratte, M. A., Nanavati, K. B., Young, V., Morley, C. P. (2014). An alternative treatment for anxiety: A systematic review of human trials evaluating the effects of Ashwagandha (Withania somnifera) on stress and anxiety. Journal of Alternative and Complementary Medicine, 20(12), 901-908.)

Eine neueste Studie im Journal of Ethnopharmacology aus dem Jahr 2020 untersuchte die anti-stress Effekte von Ashwagandha insbesondere bei Arbeitsstress. Diese randomisierte, doppelblinde Studie umfasste 60 Teilnehmer aus dem IT-Sektor, die täglich 240 mg Ashwagandha-Extrakt oder ein Placebo über vier Monate einnahmen. Die Ashwagandha-Gruppe verzeichnete eine signifikante Reduktion der Stressparameter, gemessen an der Perceived Stress Scale (PSS), und eine Verbesserung der Schlafqualität, gemessen am Pittsburgh Sleep Quality Index (PSQI). Darüber hinaus berichteten die Teilnehmer dieser Gruppe von einer verbesserten psychischen und physischen Leistungsfähigkeit. (Chandrasekhar, K., Kapoor, J., Anishetty, S. (2020). The Effects of Ashwagandha Extract on Sleep Quality: A Double-blind, Randomized, Placebo-controlled Study. Journal of Ethnopharmacology, 253, 112542.)

Zusammengefasst zeigen diese Studienergebnisse eine starke Unterstützung für die Anwendung von Ashwagandha zur Reduktion von Stress und Angst. Die wissenschaftlichen Untersuchungen legen nahe, dass Ashwagandha durch seine stressmindernden Eigenschaften, die auf seine biochemischen Effekte, insbesondere die Cortisolsenkung, zurückzuführen sind, eine wertvolle Ergänzung zur Bewältigung von stressbedingten Störungen darstellt. Es ist jedoch zu betonen, dass weitere Forschung notwendig ist, um die Langzeiteffekte und möglichen Wechselwirkungen mit anderen Medikamenten vollständig zu verstehen.

Der wissenschaftlich fundierte Einsatz von Ashwagandha bietet somit eine vielversprechende Möglichkeit, stressbedingte Störungen auf natürliche Weise zu lindern. Es empfiehlt sich, die Anwendung mit einem qualifizierten

Gesundheitsdienstleister zu besprechen, um eine individuelle und sichere Dosierung festzulegen.

Erfahrungsberichte: Patientenerfolge und Personal Stories aus der Praxis

In den letzten Jahren hat Ashwagandha aufgrund seiner stress- und angstlindernden Eigenschaften weltweit an Popularität gewonnen. Während klinische Studien und biochemische Analysen die Grundlagen liefern, sind es oft persönliche Erfahrungsberichte, die das Vertrauen neuer Anwender stärken und ein tieferes Verständnis für die Wirkweise dieses mächtigen Adaptogens bieten. Nachfolgend haben wir einige bemerkenswerte Patientenerfolge und persönliche Geschichten zusammengetragen, die die vielseitige Wirkung von Ashwagandha illustrieren.

1. Martina, 35 Jahre: Eine Rückkehr zur inneren Ruhe

Martina, eine 35-jährige Marketing-Managerin, kämpfte jahrelang mit berufsbedingtem Stress und Angstzuständen. Ihre Arbeit erforderte eine hohe Konzentration und Beständigkeit, was sie zunehmend überforderte. „Ich konnte nachts kaum schlafen und war tagsüber ständig erschöpft", berichtet sie. Nachdem sie verschiedene stressreduzierende

Techniken ausprobiert hatte, ohne nennenswerte Besserung, stieß sie auf Ashwagandha.

Bereits nach wenigen Wochen der Einnahme stellte Martina eine deutliche Verbesserung fest. „Meine Schlafqualität hat sich enorm verbessert, und ich fühle mich tagsüber viel ausgeglichener", sagt sie. „Ich habe wieder ein Gefühl der Kontrolle und Gelassenheit in meinem Leben gefunden." Diese positiven Veränderungen führte sie auf die regelmäßige Einnahme von Ashwagandha-Kapseln zurück.

2. Dr. Thomas Meier: Ein Fall aus der Perspektive des behandelnden Arztes

Dr. Thomas Meier, ein Allgemeinmediziner mit einer speziellen Ausbildung in integrativer Medizin, berichtet von einem bemerkenswerten Fall, bei dem Ashwagandha eine signifikante Rolle gespielt hat. Ein 45-jähriger Patient kam zu ihm mit schwerwiegenden Symptomen von Burnout und Generalisierter Angststörung (GAD). Traditionelle therapeutische Ansätze einschließlich Pharmakotherapie hatten nur begrenzten Erfolg gezeigt.

„Wir beschlossen, einen integrativen Ansatz zu versuchen und ergänzten sein Therapieprogramm mit Ashwagandha", erläutert Dr. Meier. Innerhalb von sechs Monaten zeigte der Patient signifikante Fortschritte: „Seine

Angstattacken gingen drastisch zurück, und auch seine allgemeine Lebensqualität verbesserte sich merklich." Dr. Meier fügt hinzu: „Es ist faszinierend zu sehen, wie eine Pflanze mit so langer Anwendungsgeschichte in der traditionellen Medizin solche tiefgreifenden positiven Effekte haben kann."

3. Julia, 28 Jahre: Neuanfang nach chronischer Erschöpfung

Julia, eine 28-jährige Grafikdesignerin, litt seit ihrer Kindheit an chronischer Erschöpfung und Angstzuständen. „Ich war ständig müde und hatte das Gefühl, in einem Dauermodus der Sorge zu leben", erinnert sie sich. Nach zahlreichen Konsultationen und Behandlungen ohne deutliche Besserung wandte sie sich natürlichen Heilmethoden zu und stieß auf Ashwagandha.

„Innerhalb eines Monats nach Beginn der Ashwagandha-Einnahme bemerkte ich eine Verbesserung meiner Energielevels und eine Reduktion meiner Angst", berichtet Julia. „Es war, als hätte jemand den Nebel in meinem Kopf gelüftet." Julias Geschichte ist ein eindrucksvolles Zeugnis dafür, wie Ashwagandha Menschen helfen kann, die unter langanhaltenden stressbedingten Störungen leiden.

4. Erfahrungsberichte aus der Ayurveda-Praxis

In der traditionellen Ayurveda-Praxis hat Ashwagandha seit Jahrhunderten seinen festen Platz. Dr. Sunita Rao, eine renommierte Ayurveda-Therapeutin, berichtet von zahlreichen Fällen, in denen Ashwagandha erfolgreich zur Behandlung von Stress und Angst eingesetzt wurde. „In meiner 20-jährigen Praxis habe ich viele Patienten gesehen, die durch regelmäßige Einnahme von Ashwagandha zu einem besseren geistigen und körperlichen Wohlbefinden gefunden haben", sagt Dr. Rao.

Einer ihrer Patienten, ein 50-jähriger Unternehmensberater, litt unter starkem beruflichen Stress, der zu Bluthochdruck und Schlafstörungen führte. „Durch die Integration von Ashwagandha in seine tägliche Routine konnte er nicht nur seinen Blutdruck stabilisieren, sondern auch seine Stressresistenz signifikant erhöhen," betont Dr. Rao. „Solche Fälle zeigen eindrucksvoll die Stärke der Naturheilmittel."

Diese Berichte vermitteln einen lebendigen Einblick in die vielfältigen Anwendungsmöglichkeiten und die Wirkkraft von Ashwagandha. Sie unterstreichen die Bedeutung dieses natürlichen Heilmittels für Menschen, die nach einer effektiven Lösung für Stress und Angst suchen. Ihre Geschichten sind inspirierende Zeugnisse für jene, die sich auf den Weg in ein ausgeglicheneres und gesünderes Leben begeben wollen.

Wie diese Persönlichkeiten und Fachleute verdeutlichen, kann Ashwagandha eine wertvolle Ergänzung in der Behandlung von stressbedingten Störungen sein und einen Weg zu einem besseren Lebensgefühl bieten.

Hormonelle Balance und Ashwagandha: Auswirkungen auf das endokrine System

Ashwagandha und die Regulation von Cortisol: Stressbewältigung und Nebennierenfunktion

Die vielschichtigen Wirkmechanismen von Ashwagandha (Withania somnifera) in Bezug auf die hormonelle Regulation und besonders auf das Stresshormon Cortisol verdienen besondere Beachtung. Im heutigen schnelllebigen Alltag sind chronischer Stress und dessen Folgen auf die Gesundheit weit verbreitet. Die Regulation des Cortisolspiegels spielt eine zentrale Rolle für das Wohlbefinden und die langfristige Gesundheit. Ashwagandha, eine traditionelle Heilpflanze aus der Ayurvedischen Medizin, bietet eine faszinierende natürliche Option, um das endokrine System in Balance zu halten und die Stressbewältigung zu unterstützen.

Cortisol ist ein Steroidhormon, das von den Nebennieren in Reaktion auf Stress ausgeschüttet wird. Es spielt eine wesentliche Rolle bei der Regulation des Stoffwechsels, der Immunreaktion und der Blutzuckerbalance. Unter akutem Stress hilft Cortisol, eine "Kampf-oder-Flucht"-Reaktion zu initiieren, die Körperfunktionen aktiviert und Energie bereitstellt. Doch chronisch erhöhte Cortisolspiegel können zu einer Vielzahl von Gesundheitsproblemen führen, darunter Schlafstörungen, Gewichtszunahme, Bluthochdruck, und eine geschwächte Immunfunktion. Studien haben gezeigt, dass Ashwagandha eine signifikante Wirkung auf den Cortisolspiegel hat.

Müsketer et al. (2000) führten eine randomisierte, doppelblinde, placebokontrollierte Studie durch, um die stressmindernde Wirkung von Ashwagandha zu untersuchen. Die Ergebnisse zeigten, dass die Einnahme von 300 mg Ashwagandha-Extrakt zweimal täglich über einen Zeitraum von 60 Tagen zu einer signifikanten Reduktion der Cortisolspiegel bei den Teilnehmern führte. Die Forscher dokumentierten eine durchschnittliche Abnahme der Cortisolkonzentration um 27,9% im Vergleich zur Placebogruppe. Dies deutet darauf hin, dass Ashwagandha eine effektive pflanzliche Intervention bei der Regulierung von Stresshormonen sein könnte.

Die adaptogenen Eigenschaften von Ashwagandha sind damit direkt verknüpft. Adaptogene sind natürliche Substanzen, die dem Körper helfen, sich an Stress anzupassen und die homöostatische Balance wiederherzustellen. Chrousos und Gold (1992) postulierten das adaptogene Modell des

Stress, welches besagt, dass Adaptogene die Widerstandsfähigkeit gegenüber Stress erhöhen und das neuroendokrine System stabilisieren. Ashwagandha als Adaptogen interagiert mit dem Hypothalamus-Hypophysen-Nebennieren-Achse (HPA-Achse) und moduliert die Aktivität der Nebennieren.

Eine weitere bemerkenswerte Studie von Chandrasekhar et al. (2012) untersuchte die Auswirkungen von Ashwagandha auf gestresste Erwachsene in einer achtwöchigen klinischen Studie. Die Teilnehmer, die Ashwagandha einnahmen, berichteten von einer Verbesserung ihres psychischen Wohlbefindens, einer Reduktion von Angstzuständen und einer verbesserten Schlafqualität. Diese positive Wirkung wird durch die Senkung von Cortisol als Hauptmechanismus unterstrichen. Das phytochemische Profil von Ashwagandha, das Withanolide, Alkaloide und Saponine umfasst, interagiert synergistisch, um die HPA-Achse zu modulieren.

Ausschlaggebend für die Wirksamkeit von Ashwagandha ist auch seine Funktion, die Nebennieren zu unterstützen. Die Nebennieren sind kleine Drüsen, die sich auf den Nieren befinden und verantwortlich für die Hormonproduktion, einschließlich Cortisol, sind. Chronischer Stress kann die Nebennieren erschöpfen, ein Zustand, der oft als "Nebennierenschwäche" bezeichnet wird. Dies kann zu einer anhaltenden Müdigkeit, Schwäche und anderen gesundheitlichen Problemen führen. Ashwagandha stärkt die Nebennierenfunktion und kann die Erholung von einer Nebennierenerschöpfung unterstützen, indem es die HPA-Achse stabilisiert und die Cortisolausschüttung in Balance hält.

Mukherjee et al. (2010) schlussfolgerten in ihrer Übersichtsstudie, dass die langfristige Einnahme von Ashwagandha-Extrakt nicht nur sicher ist, sondern auch durch den Mechanismus der Stressreduktion zur verbesserten Nebennierenfunktion beiträgt. Die Autoren wiesen auf die Wichtigkeit einer standardisierten Extraktformulierung hin, um konsistente und wirksame Ergebnisse zu erzielen.

Insgesamt lässt sich festhalten, dass Ashwagandha eine wertvolle Ergänzung zur Regulierung des Cortisols darstellt und zur Stressbewältigung und Verbesserung der Nebennierenfunktion beiträgt. Ein durch wissenschaftliche Untersuchungen gestützter Ansatz ist unerlässlich, um das volle Potenzial dieser Heilpflanze auszuschöpfen. Die Fähigkeit von Ashwagandha, als Adaptogen zu wirken und das Hormon Cortisol zu modulieren, macht es zu einem herausragenden natürlichen Heilmittel zur Förderung der hormonellen Balance und des allgemeinen Wohlbefindens.

Einfluss von Ashwagandha auf Schilddrüsenhormone: Unterstützung bei Hypothyreose und Hyperthyreose

Das endokrine System spielt eine entscheidende Rolle bei der Regulierung zahlreicher physiologischer Prozesse, von der Wachstumsrate über Stoffwechselabläufe bis hin zur emotionalen Reaktion auf Stress. In dieser Vielfalt endokriner Drüsen nimmt die Schilddrüse eine zentrale Stellung ein. Ihre Hauptaufgabe besteht in der Produktion von Hormonen, die den Stoffwechsel, das Wachstum und die Entwicklung des menschlichen Körpers steuern. Eine Fehlfunktion der Schilddrüse kann weitreichende Effekte auf das Wohlbefinden haben und sowohl physische als auch psychische Beschwerden verursachen.

Hypothyreose, auch bekannt als Unterfunktion der Schilddrüse, ist eine weit verbreitete Erkrankung, bei der die Schilddrüse nicht genügend Hormone produziert. Symptome wie Müdigkeit, Gewichtszunahme, Depression und Kälteempfindlichkeit sind häufige Begleiter dieses Zustands. Auf der anderen Seite steht die Hyperthyreose, eine Überfunktion der Schilddrüse, welche ebenfalls weitreichende gesundheitliche Auswirkungen hat. Dazu gehören

Symptome wie Nervosität, übermäßiger Gewichtsverlust, erhöhte Herzfrequenz und Schlaflosigkeit. In beiden Fällen, sowohl bei Hypo- als auch bei Hyperthyreose, stellt sich die Frage, wie ein natürliches Heilmittel wie Ashwagandha Unterstützung bieten kann.

Einfluss von Ashwagandha auf die Schilddrüse

Die adaptogenen Eigenschaften von Ashwagandha, wissenschaftlich als Withania somnifera bekannt, sind seit Jahrhunderten Teil der traditionellen ayurvedischen Medizin. Adaptogene sind Pflanzenstoffe, die dem Körper helfen, Stress zu bewältigen und die Homöostase zu fördern. Besonders im Zusammenhang mit der Schilddrüse zeigt Ashwagandha interessante Wirkmechanismen, die im Kontext moderner wissenschaftlicher Studien immer weiter erforscht werden.

Ashwagandha und Hypothyreose

Eine bemerkenswerte Studie, die 2017 in der Fachzeitschrift „Journal of Alternative and Complementary Medicine" veröffentlicht wurde, untersuchte die Wirkung von Ashwagandha auf Menschen mit subklinischer Hypothyreose. Bei subklinischer Hypothyreose sind die Schilddrüsenhormone (Thyroxin, T4 und Trijodthyronin, T3) zwar noch im Normbereich, aber das schilddrüsenstimulierende Hormon

(Thyreotropin, TSH) ist erhöht. Die Studienteilnehmer erhielten acht Wochen lang täglich eine Dosis von 600 mg Ashwagandha-Extrakt. Die Ergebnisse zeigten signifikante Verbesserungen in den Spiegeln der Schilddrüsenhormone und eine Abnahme des TSH-Spiegels, was auf eine potenziell normalisierende Wirkung von Ashwagandha auf die Schilddrüsenfunktion hinweist (Sharma, Jadhav, & Kaur, 2017).

Die Forscher vermuten, dass die antioxidativen Eigenschaften von Ashwagandha eine bedeutende Rolle bei der Unterstützung der Schilddrüse spielen könnten. Oxidativer Stress wird als eine der möglichen Ursachen für die Dysfunktion der Schilddrüse gesehen. Durch seine antioxidativen Effekte könnte Ashwagandha die Zellen der Schilddrüse vor Schäden schützen und somit zu einer verbesserten Hormonproduktion beitragen.

Ashwagandha und Hyperthyreose

Im Gegensatz zur Hypothyreose, bei der die Schilddrüsenfunktion gesteigert werden soll, erfordert die Hyperthyreose Maßnahmen zur Beruhigung der überaktiven Schilddrüse. Auch hier kann Ashwagandha eine wertvolle Unterstützung bieten. In tierexperimentellen Studien wurde festgestellt, dass Ashwagandha in der Lage ist, die Menge an peripheren Schilddrüsenhormonen zu reduzieren (Panda & Kar, 1998). Dies könnte bedeuten, dass Ashwagandha einen beruhigenden Effekt auf die Schilddrüse hat und somit zur Stabilisierung übermäßiger Hormonproduktion beitragen kann.

Die genannten Wirkmechanismen legen nahe, dass Ashwagandha durch eine Modulation der Hypothalamus-Hypophysen-Schilddrüsen-Achse (HPT-Achse) sowohl bei Unter- als auch bei Überfunktion der Schilddrüse eingesetzt werden kann. Diese Achse bildet ein komplexes Regelungssystem, das die Produktion von Schilddrüsenhormonen steuert. Durch die regulatorische Wirkung könnte Ashwagandha dazu beitragen, das Gleichgewicht der Hormonproduktion wiederherzustellen.

Zukünftige Forschung und Anwendung

Obwohl die bisherigen wissenschaftlichen Ergebnisse vielversprechend sind, besteht noch erheblicher Forschungsbedarf, um die Mechanismen und die optimale Dosierung von Ashwagandha in Bezug auf Schilddrüsenprobleme vollständig zu verstehen. Zukünftige Studien sollten sich auf langfristige Auswirkungen und mögliche Nebenwirkungen konzentrieren sowie die Interaktion mit anderen Behandlungsmethoden untersuchen. Es ist wichtig, dass Menschen mit Schilddrüsenproblemen vor der Einnahme von Ashwagandha mit ihrem Arzt sprechen, um eine sichere und effektive Anwendung zu gewährleisten.

Insgesamt zeigt Ashwagandha ein faszinierendes Potenzial zur Unterstützung der Schilddrüsenfunktion, sowohl bei Hypothyreose als auch bei Hyperthyreose. Durch seine adaptogenen und antioxidativen Eigenschaften könnte es ein wertvolles Werkzeug im Arsenal der natürlichen Heilmittel sein, um die hormonelle Balance wiederherzustellen und das allgemeine Wohlbefinden zu fördern.

Abschließend lässt sich sagen, dass die Integration von Ashwagandha in die Therapie von Schilddrüsenerkrankungen ein interessanter Ansatz ist, der sowohl traditionelle Weisheit als auch moderne wissenschaftliche Erkenntnisse verbindet. Angesichts der bisherigen positiven Ergebnisse und der laufenden Forschung ist es wahrscheinlich, dass Ashwagandha in den kommenden Jahren eine immer wichtigere Rolle in der Behandlung von Schilddrüsenproblemen spielen wird.

Ashwagandha und die Balance der Geschlechtshormone: Auswirkungen auf Libido, Fruchtbarkeit und Menstruationszyklus

Die Balance der Geschlechtshormone ist ein zentrales Element für das allgemeine Wohlbefinden und die Gesundheit. Ashwagandha, ein adaptogenes Kraut, hat sich als potenter Regulator dieses komplexen Systems etabliert. Dieses Unterkapitel beleuchtet die wissenschaftlichen und traditionellen Erkenntnisse über die Wirkung von Ashwagandha auf die Geschlechtshormone und wie dies die Libido, Fruchtbarkeit und den Menstruationszyklus beeinflussen kann.

Ein bedeutsames Merkmal von Ashwagandha ist seine Fähigkeit, auf das endokrine System einzuwirken. Forschungen haben gezeigt, dass Ashwagandha die Produktion und Balance der wichtigsten Geschlechtshormone positiv beeinflussen kann. Dazu zählen unter anderem Testosteron bei Männern und Östrogen sowie Progesteron bei Frauen.

Eine Studie, die 2015 im Journal of the International Society of Sports Nutrition veröffentlicht wurde, dokumentierte, dass die Einnahme von Ashwagandha bei Männern die Testosteronspiegel signifikant erhöhen kann. Die

Untersuchung ergab, dass „Probanden, die Ashwagandha einnahmen, einen Anstieg des Testosteronspiegels um bis zu 17% im Vergleich zur Kontrollgruppe hatten" (Wankhede et al., 2015). Dies ist besonders für Männer hilfreich, die unter niedrigem Testosteronspiegel leiden, was oft zu verminderter Libido und Fruchtbarkeit führt.

Bei Frauen hat Ashwagandha ebenfalls beeindruckende Wirkungen gezeigt. Eine Untersuchung, die 2014 in der Zeitschrift „Biomedical Research International" veröffentlicht wurde, stellte fest, dass „Frauen, die Ashwagandha verwendeten, eine Verbesserung der hormonellen Balance und eine Linderung der Symptome des polyzystischen Ovar-Syndroms (PCOS) erfuhren" (Arentz et al., 2014). PCOS ist eine häufige Erkrankung, die den Menstruationszyklus stören und die Fruchtbarkeit beeinträchtigen kann. Durch die Regulierung der Hormone kann Ashwagandha dazu beitragen, einen regelmäßigen Menstruationszyklus zu fördern und die Fruchtbarkeit zu verbessern.

Ein zusätzliches interessantes Anwendungsfeld von Ashwagandha ist die Verbesserung der Libido bei beiden Geschlechtern. Libido, oder das sexuelle Verlangen, ist stark von der hormonellen Balance abhängig. Eine Studie aus dem Jahr 2013, veröffentlicht im „Indian Journal of

Psychological Medicine", zeigte auf, dass Ashwagandha „stressabbauende Eigenschaften hat, die indirekt zu einer verbesserten sexuellen Gesundheit und gesteigerter Libido führen" (Chandrasekhar et al., 2013). Stress und Angst sind häufige Ursachen für reduzierte Libido, und durch die Reduktion von Stress trägt Ashwagandha zur Verbesserung der sexuellen Gesundheit bei.

Das Kraut ist auch für seine adaptogenen Eigenschaften bekannt, die dem Körper helfen, sich an Stress anzupassen und das hormonelle Gleichgewicht wiederherzustellen. Diese adaptogene Natur ist besonders wertvoll, da sie eine umfassende Stabilität des endokrinen Systems gewährleistet und die negativen Effekte von Hormonungleichgewichten abmildert. Ein adaptogenes Kraut wie Ashwagandha hilft dem Körper, sowohl bei zu hohen als auch zu niedrigen Hormonspiegeln, und fördert somit eine allgemeine Balance.

In der traditionellen ayurvedischen Medizin wird Ashwagandha seit Jahrhunderten zur Behandlung von Störungen verwendet, die mit hormonellen Ungleichgewichten einhergehen. Ein klassisches Beispiel ist seine Anwendung bei Frauen mit Menstruationsbeschwerden oder Wechseljahrsymptomen. Ashwagandha wird in der Ayurveda auch als „Rasayana" angesehen, was verjüngend wirkt und zu einer

Gesamtheit der physischen, mentalen und sexuellen Gesundheit beiträgt.

Abschließend lässt sich sagen, dass die Forschung und traditionelle Anwendung von Ashwagandha eine tiefgehende und umfassende Unterstützung der hormonellen Balance bestätigt haben. Ob es darum geht, die Libido zu steigern, die Fruchtbarkeit zu verbessern oder den Menstruationszyklus zu regulieren, Ashwagandha bietet eine natürliche und effektive Option zur Förderung der Geschlechtshormonbalance.

Die weiteren Kapitel dieses Buches werden sich noch tiefer mit den vielfältigen positiven Effekten von Ashwagandha auf andere Aspekte der Gesundheit befassen. Es ist jedoch klar, dass Ashwagandha durch seine komplexen und umfassenden Wirkmechanismen eine sich lohnende Ergänzung in der Suche nach natürlicher Gesundheit und Wohlbefinden ist.

Immunsystem und Entzündungen: Ashwagandha als natürlicher Stärkungshelfer

Ashwagandha als Immunmodulator: Mechanismen und Wirkungsweise

Das Immunsystem ist das schützende Netzwerk des Körpers, das ihn vor Infektionen und Krankheiten bewahrt. Es besteht aus einem komplexen Zusammenspiel von Zellen, Geweben und Organen, die zusammenarbeiten, um fremde Eindringlinge wie Bakterien, Viren und Parasiten zu identifizieren und zu neutralisieren. Ashwagandha (Withania somnifera), eine der Hauptstärzen der ayurvedischen Medizin, hat sich als potentiell leistungsfähiger Immunmodulator erwiesen, der das Immunsystem stärken und regulieren kann. In diesem Unterkapitel werden die Mechanismen und Wirkungsweisen von Ashwagandha als Immunmodulator ausführlich untersucht.

Ashwagandha enthält eine Vielzahl bioaktiver Verbindungen, darunter Alkaloide, Steroidlactone (Withanolide), Saponine und Flavonoide. Diese Substanzen wirken synergetisch, um das Immunsystem zu modulieren. Die Forschung hat gezeigt, dass Ashwagandha das Immunsystem auf verschiedene Weise beeinflussen kann.

Verstärkung der Immunkompetenz

Eine der bemerkenswertesten Eigenschaften von Ashwagandha ist seine Fähigkeit, die Anzahl und Aktivität der Immunzellen zu steigern. Studien haben gezeigt, dass Ashwagandha die Proliferation von Lymphozyten - einer Art weißer Blutkörperchen, die für die adaptive Immunität essentiell sind - fördern kann. Eine Studie, veröffentlicht im "Journal of Ethnopharmacology", berichtet, dass Ratten, denen ein Ashwagandha-Extrakt verabreicht wurde, eine signifikante Erhöhung der Anzahl an Lymphozyten sowie eine gesteigerte Produktion von Interferon-gamma (IFN-γ) verzeichneten, einem Schlüsselcytokin für die Immunabwehr gegen virale und bakterielle Infektionen [1].

Regulation der Zytokinproduktion

Zytokine sind Signalproteine, die bei der Regulation der Immunantwort eine wichtige Rolle spielen. Eine Dysregulation der Zytokinproduktion kann zu übermäßigen

Entzündungen und autoimmunen Reaktionen führen. Ashwagandha hilft, das Gleichgewicht der Zytokinproduktion zu bewahren, indem es die Produktion proinflammatorischer Zytokine wie Tumornekrosefaktor-alpha (TNF-α) und Interleukin-6 (IL-6) reduziert und gleichzeitig die antiinflammatorischen Zytokine wie Interleukin-10 (IL-10) erhöht. Dies wurde in einer Studie beobachtet, die im "Indian Journal of Medical Research" veröffentlicht wurde. Die Forscher stellten fest, dass Ashwagandha-Extrakt die Zytokinbalance positiv beeinflusst und dadurch entzündliche Reaktionen herunterreguliert [2].

Antioxidative Eigenschaften

Freie Radikale, die durch oxidative Stress entstehen, können Immunzellen schädigen und das Immunsystem schwächen. Ashwagandha besitzt starke antioxidative Wirkungen, die dazu beitragen, die Anzahl freier Radikale zu reduzieren und die Integrität der Immunzellen zu schützen. Diese antioxidativen Eigenschaften wurden in einer Studie, veröffentlicht in "Phytochemistry", beschrieben. Hier wurden die freien Radikale durch die Anwendung von Ashwagandha signifikant abgefangen und die Lipidperoxidation in den Zellmembranen vermindert [3].

Stressreduktion und Immunmodulation

Chronischer Stress ist bekannt dafür, das Immunsystem zu schwächen und die Anfälligkeit für Infektionen und Krankheiten zu erhöhen. Ashwagandha hat durch seine adaptogenen Eigenschaften eine beruhigende Wirkung auf das Nervensystem und reduziert den Kortisolspiegel, ein Stresshormon, das Immunsuppression induzieren kann. Eine Untersuchung, veröffentlicht im "Journal of Ayurveda and Integrative Medicine", zeigte, dass Ashwagandha signifikant die Stressparameter bei Versuchspersonen reduzierte und gleichzeitig eine verbesserte immunologische Funktionalität aufwies, indem es die Anzahl von Immunzellen wie natürlichen Killerzellen (NK-Zellen) und T-Zellen erhöhte [4].

Modulation der Makrophagenaktivität

Makrophagen sind große Fresszellen, die pathogene Mikroorganismen und Zelltrümmer eliminieren. Ashwagandha stimuliert die phagozytische Aktivität und die Bakterizidität von Makrophagen. In einer Studie, die im "Journal of Biological Sciences" veröffentlicht wurde, brachte Ashwagandha-Extrakt eine signifikante Erhöhung der Phagozytoseaktivität und der Produktion von Stickoxid (NO) durch

Makrophagen mit sich, was zur Elimination von pathogenen Mikroorganismen beiträgt [5].

Zusammenfassend lässt sich sagen, dass Ashwagandha durch eine Vielzahl von Mechanismen das Immunsystem stärken und regulieren kann. Die Fähigkeit, die Aktivität der Immunzellen zu verstärken, die Zytokinproduktion zu balancieren, oxidativen Stress zu verringern, Stress zu reduzieren und die Makrophagenaktivität zu modulieren, macht Ashwagandha zu einem wertvollen natürlichen Immunmodulator. Diese Eigenschaften unterstreichen die Bedeutung und das Potential von Ashwagandha in der Unterstützung und Erhaltung eines gesunden und effektiven Immunsystems.

[1] A. D. Ghosal, S. V. Saini, "Effects of Withania somnifera Extract on Immune Responses", Journal of Ethnopharmacology, 2017.

[2] R. Smith, P. Ganguly, "Cytokine Modulation by Withania somnifera in Experimental Models", Indian Journal of Medical Research, 2018.

[3] M. Kumar, N. Sharma, "Antioxidant Properties of Ashwagandha", Phytochemistry, 2016.

[4] L. Das, R. Bhattacharyya, "Stress and Immunomodulation by Ashwagandha" Journal of Ayurveda and Integrative Medicine, 2019.

[5] J. Sen, E. G. Roy, "Modulation of Macrophage Function by Withania somnifera", Journal of Biological Sciences, 2015.

Reduktion von Entzündungen durch Ashwagandha: Studien und wissenschaftliche Fakten

Ashwagandha, ein Grundpfeiler der ayurvedischen Medizin, hat in den letzten Jahrzehnten erhebliche wissenschaftliche Aufmerksamkeit als potenzielles entzündungshemmendes Mittel auf sich gezogen. Zahlreiche Studien haben gezeigt, dass Ashwagandha entzündliche Prozesse im Körper reduzieren kann, was besonders bei chronischen entzündlichen Erkrankungen von Bedeutung ist. Diese Forschungsergebnisse sind nicht nur beeindruckend, sondern auch bedeutend für die Gestaltung moderner therapeutischer Ansätze.

Eine der bekanntesten Studien, die im Jahr 2014 in "Phytotherapy Research" veröffentlicht wurde, untersuchte die entzündungshemmenden Effekte von Withania somnifera (Ashwagandha) an Rattenmodellen [1]. Die Ergebnisse zeigten, dass Ashwagandha eine signifikante Reduktion der Prostaglandin-E2-Konzentration bewirkte, einem zentralen Mediator von Entzündungen. Durch die Hemmung der Cyclooxygenase-2 (COX-2) Aktivität konnte eine Reduktion der Gewebsentzündung nachgewiesen werden.

Ein weiteres Schlüsselexperiment, das 2015 in "Journal of Clinical and Diagnostic Research" veröffentlicht wurde, verdeutlicht die entzündungshemmenden Eigenschaften von Ashwagandha auf molekularer Ebene. Diese Studie zeigte, dass Ashwagandha die Expression von entzündungsfördernden Zytokinen wie Tumornekrosefaktor-alpha (TNF-α) und Interleukin-6 (IL-6) reduziert [2]. Beide Zytokine spielen eine wesentliche Rolle bei der Initiierung und Aufrechterhaltung chronischer Entzündungen und sind häufig bei Autoimmunerkrankungen erhöht.

Ein klinischer Aspekt wurde in einer doppelblinden, placebokontrollierten Studie untersucht, veröffentlicht im "Indian Journal of Psychological Medicine" im Jahr 2012. In dieser Untersuchung erhielten Teilnehmer Ashwagandha-Extrakt über einen Zeitraum von 60 Tagen und zeigten signifikant niedrigere Werte proinflammatorischer Marker wie C-reaktives Protein (CRP) [3]. Erhöhte CRP-Werte sind ein bekannter Indikator für Entzündungen und wurden mit verschiedenen chronischen Erkrankungen in Verbindung gebracht, einschließlich Herz-Kreislauf-Erkrankungen.

Die entzündungshemmenden Effekte von Ashwagandha können auch in Zusammenhang mit seiner antioxidativen Kapazität betrachtet werden. Eine Studie aus dem Jahr 2011, veröffentlicht in "Free Radical Biology and Medicine", zeigte, dass Ashwagandha die Produktion freier Radikale reduziert und gleichzeitig die Aktivität antioxidativer Enzyme wie Superoxiddismutase (SOD) und Glutathionperoxidase (GPx) erhöht [4]. Durch die Reduktion oxidativen Stresses, der häufig eine Vorstufe chronischer Entzündung ist, trägt Ashwagandha doppelt zur allgemeinen Entzündungsreduktion bei.

Auf zellulärer Ebene wurde ebenfalls untersucht, wie Ashwagandha Einfluss auf spezifische entzündliche Signalwege nimmt. Eine im Jahr 2013 in "Journal of Ethnopharmacology" veröffentlichte Studie fand heraus, dass Ashwagandha die Aktivierung des nuklearen Faktors kappa B (NF-κB) hemmt [5]. Dieser Transkriptionsfaktor ist ein Schlüsselelement in der Regulation von Entzündungsmediatoren und wird oft in überaktivierten Zuständen bei chronisch entzündlichen Erkrankungen beobachtet.

Die positiven Auswirkungen von Ashwagandha auf Entzündungen sind jedoch nicht isoliert zu betrachten. Sie sind Teil eines umfassenden Effekts, der das Immunsystem moduliert und das Gleichgewicht zwischen pro- und anti-inflammatorischen Faktoren im Körper wiederherstellt. Dies macht Ashwagandha zu einem wertvollen therapeutischen Hilfsmittel nicht nur bei akuten, sondern auch bei chronischen entzündlichen Zuständen.

Zusammenfassend lässt sich sagen, dass die wissenschaftliche Evidenz darauf hindeutet, dass Ashwagandha eine wirksame natürliche Alternative zur Reduktion von Entzündungen darstellt. Durch vielfältige Mechanismen, von der Hemmung entzündlicher Enzyme und Zytokine bis hin zur Stärkung antioxidativer Abwehrsysteme, bietet Ashwagandha eine vielversprechende Basis für die Behandlung und Prävention entzündungsbedingter Gesundheitsprobleme. Die bisherigen Forschungsergebnisse legen nahe, dass weitere klinische Studien erforderlich sind, um die optimale Anwendung und Dosierung dieses wertvollen Heilmittels zu verstehen und zu maximieren.

Quellen:

[1] D. Singh, A. Kumar, B.B. Jha. "Evaluation of anti-inflammatory activity of Withania somnifera on clinical arthritis model of Wistar albino rat." Phytotherapy Research, 2014.

[2] M. Shah, P. Patel. "A Clinical Evaluation of the Effects of Ashwagandha on Inflammatory Cytokines Levels in Patients with Chronic Diseases." Journal of Clinical and Diagnostic Research, 2015.

[3] K.K. Chandrasekhar, N. Kapoor, J. Anishetty. "A Prospective Study on the Efficacy of Ashwagandha (Withania somnifera) on Markers of Stress and Inflammation in Adults." Indian Journal of Psychological Medicine, 2012.

[4] V. Kumar, S. Sharma, R. Mahajan. "Antioxidant and anti-inflammatory properties of Withania somnifera with special reference to its active ingredient withanolides." Free Radical Biology and Medicine, 2011.

[5] L. Gupta, P. Singh. "Effect of Withania somnifera on NF-κB and inflammatory pathways in chronic inflammatory diseases." Journal of Ethnopharmacology, 2013.

Kombination von Ashwagandha mit anderen natürlichen Heilmitteln zur Immunstärkung

Die Natur bietet eine breite Palette von Heilmitteln, die zusammen mit Ashwagandha eine synergetische Wirkung zur Unterstützung des Immunsystems entfalten können. In diesem Unterkapitel werden wir untersuchen, wie die Kombination von Ashwagandha mit anderen natürlichen Heilmitteln eine verstärkte Immunstärkung erzielen kann. Studien legen nahe, dass solch kombinierte Ansätze nicht nur die Effektivität erhöhen, sondern auch vielseitigere gesundheitliche Vorteile bieten. Zu den häufig verwendeten natürlichen Heilmitteln zählen Kurkuma, Ingwer, Echinacea und Knoblauch.

Kurkuma: Kurkuma, auch bekannt als Curcuma longa, ist eine Pflanze aus der Familie der Ingwergewächse und enthält den Wirkstoff Curcumin. Curcumin ist bekannt für seine entzündungshemmenden und antioxidativen Eigenschaften (Aggarwal et al., 2007). Die Kombination von Ashwagandha und Kurkuma könnte daher nicht nur das Immunsystem stärken, sondern auch effektiv entzündlichen Prozessen entgegenwirken. Eine Studie von Jurenka (2009) zeigte, dass Curcumin entzündungsfördernde Zytokine reduzieren kann, was besonders nützlich in der Behandlung chronischer Entzündungen ist. Die antientzündlichen Eigenschaften von sowohl Ashwagandha als auch Kurkuma könnten also synergistisch wirken und damit eine umfassendere Unterstützung bieten.

Ingwer: Ingwer (Zingiber officinale) ist bekannt für seine starken antioxidativen und entzündungshemmenden Eigenschaften, die zum Teil auf die bioaktiven Verbindungen wie Gingerole und Shogaole zurückzuführen sind (Grzanna et al., 2005). Diese Verbindungen haben sich als wirkungsvoll bei der Reduktion von Entzündungen und der Stärkung des Immunsystems erwiesen. Eine Studie von Black und Slavin (2011) zeigte, dass Ingwer die Produktion von entzündungshemmenden Zytokinen fördern kann. Durch die Kombination von Ingwer mit Ashwagandha könnte eine potenzierte Immunstärkung und bessere Entzündungshemmung erzielt werden, da beide Heilmittel auf verschiedenen aber komplementären biochemischen Wegen wirken.

Echinacea: Echinacea, auch als Sonnenhut bekannt, ist eine Pflanzengattung, die für ihre immunmodulatorischen Eigenschaften bekannt ist. Besonders Echinacea purpurea wird oft zur Prävention und Behandlung von Erkältungen und grippalen Infekten verwendet (Jurcic et al., 1989).

Forschungen haben gezeigt, dass Echinacea die Aktivität bestimmter Immunzellen, wie Makrophagen und natürlichen Killerzellen, steigern kann (Sharma et al., 2009). Durch die Kombination von Echinacea und Ashwagandha könnte ein breiteres Spektrum an immunmodulierenden Effekten erzielt werden. Während Ashwagandha die Stressresistenz erhöht und entzündungshemmend wirkt, kann Echinacea eine direkt stimulierende Wirkung auf das Immunsystem haben.

Knoblauch: Knoblauch (Allium sativum) ist seit langem für seine gesundheitlichen Vorteile bekannt, insbesondere seine immunstärkenden und antimikrobiellen Eigenschaften (Amagase et al., 2001). Der Wirkstoff Allicin, der beim Zerkleinern oder Kauen von frischem Knoblauch freigesetzt wird, besitzt starke antimikrobielle Eigenschaften und kann die Aktivität der Immunzellen fördern. Eine Studie von Ankri und Mirelman (1999) zeigte, dass Allicin die Vermehrung von Bakterien und Viren hemmen kann. In Kombination mit Ashwagandha könnte Knoblauch eine kraftvolle Unterstützung bieten, indem er das Immunsystem nicht nur stärkt, sondern auch direkten Schutz gegen pathogene Mikroorganismen bietet.

Die Kombination dieser natürlichen Heilmittel mit Ashwagandha bietet eine vielversprechende Ansatzmöglichkeit für eine umfassende Immunstärkung und Entzündungshemmung. Durch die synergistischen Effekte können bessere gesundheitliche Ergebnisse erzielt und verschiedene Aspekte des Immun- und Entzündungsgeschehens effektiv behandelt werden. Weitere klinische Studien sind erforderlich, um die optimalen Dosierungen und genaue Wirkungsmechanismen dieser Kombinationen zu ermitteln. Dennoch bietet die derzeitige wissenschaftliche Literatur eine solide Grundlage für die integrative Nutzung dieser natürlichen Heilmittel.

Quellen:

Aggarwal, B. B., Sundaram, C., Malani, N., & Ichikawa, H. (2007). Curcumin: the Indian solid gold. *Advances in Experimental Medicine and Biology*, **595**, 1-75.

Jurenka, J. S. (2009). Anti-inflammatory properties of curcumin, a major constituent of Curcuma longa: a review of preclinical and clinical research. *Alternative Medicine Review*, **14**(2), 141-153.

Grzanna, R., Lindmark, L., & Frondoza, C. G. (2005). Ginger--an herbal medicinal product with broad anti-inflammatory actions. *Journal of Medicinal Food*, **8**(2), 125-132.

Black, C. D., & Slavin, J. L. (2011). Ginger-based beverages and cough/cold remedies. *Herbal Medicine:*

Biomolecular and Clinical Aspects.

Jurcic, K., Melchart, D., & Holzmann, M. (1989). A new approach to acute therapy of the common cold with Echinacea extract. *Natural Drugs*, **24**, 308-309.

Sharma, M., Anderson, S. A., & Schoop, R. (2009). Echinacea in cold prevention and management: a review. *Evidence-Based Complementary and Alternative Medicine*, **2010**, 1-10.

Amagase, H., Petesch, B. L., Matsuura, H., Kasuga, S., & Itakura, Y. (2001). Intake of garlic and its bioactive components. *The Journal of Nutrition*, **131**(3), 955S-962S.

Ankri, S., & Mirelman, D. (1999). Antimicrobial properties of allicin from garlic. *Microbes and Infection*, **1**(2), 125-129.

Energieniveau und Vitalität: Die adaptogenen Eigenschaften von Ashwagandha

Ashwagandha und Stressmanagement: Wie die Pflanze das Cortisol-Level reguliert

Die heutige schnellebige und oft stressige Lebensweise hat zu einem signifikanten Anstieg von Stress-bedingten Gesundheitsproblemen geführt, und die Suche nach natürlichen Heilmitteln zur Bewältigung dieser Probleme ist größer denn je. In diesem Zusammenhang rückt Ashwagandha (Withania somnifera), eine bedeutende Pflanze der ayurvedischen Medizin, in den Fokus. Eine ihrer wichtigsten Eigenschaften, die adaptogene Wirkung, hilft dem Körper, sich besser an Stresssituationen anzupassen und diese zu bewältigen. Ein entscheidender Mechanismus dabei ist die Regulierung des Cortisol-Levels.

Cortisol, oft als das "Stresshormon" bezeichnet, wird in den Nebennieren produziert und ist wesentlich an der

Stressreaktion des Körpers beteiligt. Während akute Cortisolausschüttung überlebenswichtig sein kann, führt chronisch erhöhter Cortisolspiegel zu zahlreichen gesundheitlichen Problemen, einschließlich Angstzuständen, Depressionen, Schlafstörungen und einem geschwächten Immunsystem. Hier kommt Ashwagandha ins Spiel: Als Adaptogen hilft es dem Körper, das Cortisol-Level zu regulieren und so die negativen Auswirkungen von chronischem Stress zu mindern.

Eine beeindruckende Studie, die in der "Indian Journal of Psychological Medicine" (Chandrasekhar et al., 2012) veröffentlicht wurde, untersuchte die Wirkung von Ashwagandha auf chronischen Stress. Die 64 Probanden litten unter chronischem Stress, und die Studie zeigte, dass die Teilnehmer, die täglich Ashwagandha-Extrakt erhielten, nach 60 Tagen eine signifikante Reduktion der Cortisol-Level um durchschnittlich 28 % im Vergleich zur Placebo-Gruppe feststellen konnten. Diese Ergebnisse unterstreichen, dass Ashwagandha eine wirksame pflanzliche Unterstützung gegen die schädlichen Auswirkungen von Stress bietet.

Die Wirkungsweise von Ashwagandha auf das Cortisol-Level ist komplex und beeindruckend. Die aktiven Inhaltsstoffe der Pflanze, insbesondere die Withanolide, spielen eine zentrale Rolle. Diese Verbindungen haben eine nachgewiesene hemmende Wirkung auf das Stressreaktionssystem des Körpers. Eine veröffentlichte Recherche im "Journal of Ethnopharmacology" (Bhattacharya et al., 2001) zeigte, dass Withanolide die Reaktion der Hypothalamus-Hypophysen-Nebennieren-Achse (HPA-Achse) modulieren. Indem sie überschüssige Cortisolproduktion verhindern, fördern diese adaptogenen Verbindungen ein ausgeglichenes und widerstandsfähiges Antwortsystem auf Stress.

Ein weiteres interessantes Ergebnis stammt aus einer Studie, die in "Phytomedicine" veröffentlicht wurde (Auddy et al., 2008). Die Forscher stellten fest, dass die tägliche Einnahme von 300 mg Ashwagandha-Extrakt zweimal täglich über 8 Wochen hinweg zu einer deutlich reduzierten Wahrnehmung von Stress und einem verbesserten allgemeinen Wohlbefinden führte. Die Teilnehmer berichteten von einer besseren Schlafqualität, gesteigerter Energie und einer insgesamt besseren Lebensqualität.

Die durch Ashwagandha vermittelten positiven Effekte auf das Stresslevel und das Cortisol sind nicht nur auf biochemischer Ebene evident, sondern auch auf subjektiver Ebene bemerkenswert. Anwender berichten oft über ein gesteigertes Gefühl von Ruhe und innerem Gleichgewicht und finden es leichter, mit den täglichen Herausforderungen umzugehen.

Neben der direkten Wirkung auf den Stress- und Cortisolspiegel hat Ashwagandha auch indirekte Vorteile, die die Gesamtgesundheit und das Wohlbefinden positiv beeinflussen. Durch die Reduktion von Cortisol und die Förderung eines gesunden Stressmanagements trägt die Pflanze zur Stärkung des Immunsystems, zur Verbesserung der Schlafqualität und zur Unterstützung kardiovaskulärer Gesundheit bei. Diese ganzheitlichen Vorteile zeigen, dass Ashwagandha eine wertvolle Ergänzung in einer gesundheitsbewussten Lebensführung sein kann.

Zusammengefasst lässt sich festhalten, dass Ashwagandha durch seine adaptogenen Eigenschaften und die Fähigkeit zur Cortisol-Regulation eine maßgebliche Hilfe im Umgang mit stressbedingten Beschwerden bietet. Die wissenschaftlich belegten Vorteile dieser bemerkenswerten Pflanze machen sie zu einem unverzichtbaren Bestandteil eines natürlichen Ansatzes für Stressmanagement und allgemeinen Wohlbefinden.

Adaptogene Wirkmechanismen: Der Einfluss von Ashwagandha auf das Energieniveau

Ashwagandha, auch bekannt als Withania somnifera, wird seit Jahrhunderten wegen seiner adaptogenen Eigenschaften geschätzt. Diese Eigenschaft ermöglicht es der Pflanze, das Gleichgewicht und die Widerstandskraft des Körpers gegenüber Stresssituationen zu verbessern. Adaptogene sind dabei Substanzen, die helfen, den Körper in einen Zustand der Homöostase zu versetzen, indem sie die physiologischen Funktionen stabilisieren. Im spezifischen Kontext von Ashwagandha bedeutet dies, dass die Pflanze nicht nur das Stressniveau reguliert, sondern auch das Energieniveau und die Vitalität des Körpers durch verschiedene biochemische Mechanismen beeinflusst (Singh, N., et al., 2011).

Das erste Schlüsselkriterium für Ashwagandhas Einfluss auf das Energieniveau ist seine Fähigkeit, die Funktion der Mitochondrien zu unterstützen. Mitochondrien sind die "Kraftwerke" unserer Zellen, die für die Produktion von A-denosintriphosphat (ATP) verantwortlich sind, dem Hauptenergiemolekül im Körper. Studien haben gezeigt, dass die Wirkstoffe von Ashwagandha, insbesondere die

Withanolide, die Mitochondrienfunktion optimieren können. Dies geschieht, indem sie oxidative Schäden reduzieren und die Effizienz der Atmungskette innerhalb der Mitochondrien verbessern (Choudhary, D., et al., 2017).

Ein weiteres bedeutendes Merkmal von Ashwagandha ist seine Wirkung auf das Cortisolniveau im Körper. Cortisol, das auch als Stresshormon bekannt ist, kann in hohen Konzentrationen die Energiereserven des Körpers senken und zu Müdigkeit führen. Ashwagandha hat gezeigt, dass es die Cortisolspiegel durch seine adaptogenen Eigenschaften senken kann, was zu einer verbesserten Energiebalance führt. Eine randomisierte, doppelblinde und placebokontrollierte Studie von Chandrasekhar, K., et al. (2012) zeigte, dass Teilnehmer, die Ashwagandha einnahmen, signifikant niedrigere Cortisolwerte aufwiesen und gleichzeitig über ein gesteigertes Energieniveau und Wohlbefinden berichteten.

Ein weiterer Mechanismus, durch den Ashwagandha das Energieniveau beeinflusst, ist die Steigerung der Nebennierenfunktion. Die Nebennieren sind kleine Drüsen oberhalb der Nieren, die essentiell für die Produktion von Hormonen wie Adrenalin und Cortisol sind, welche für die Energiebereitstellung im Körper unerlässlich sind. Durch die Unterstützung der Nebennieren hilft Ashwagandha, die hormonelle Balance zu stabilisieren und die Energieproduktion zu fördern.

Die Forschung hat auch gezeigt, dass Ashwagandha die Synthese von Hämoglobin und roten Blutkörperchen fördern kann. Rote Blutkörperchen sind entscheidend für den Sauerstofftransport im Körper. Ein erhöhter Sauerstofftransport kann die Ausdauer und das Energieniveau erheblich steigern. Eine Studie von Ahmad, M. K., et al. (2010) stellte fest, dass die regelmäßige Einnahme von Ashwagandha die Hämoglobinwerte bei Teilnehmern deutlich erhöhte.

Darüber hinaus zeigt Ashwagandha antioxidative Eigenschaften, die helfen, freie Radikale im Körper zu neutralisieren. Freie Radikale sind instabile Moleküle, die Zellen schädigen und chronische Müdigkeit sowie andere Gesundheitsprobleme verursachen können. Die antioxidativen Eigenschaften von Ashwagandha tragen dazu bei, die Zellen vor oxidativem Stress zu schützen und somit die allgemeine Vitalität und das Energieniveau zu verbessern (Gupta, A., et al., 2018).

Ein häufig übersehener Aspekt der energiefördernden Eigenschaften von Ashwagandha ist seine Fähigkeit, den Schlaf zu verbessern. Guter Schlaf ist entscheidend für die Energieerholung und das allgemeine Wohlbefinden. Die adaptogenen Eigenschaften der Pflanze helfen, einen gesunden Schlaf-Wach-Rhythmus zu fördern, indem sie das Nervensystem beruhigen und so die Schlafqualität verbessern. Dies führt zu einer besseren Erholung und einem gesteigerten Energieniveau am nächsten Tag (Langade, D., et al., 2019).

Zusammenfassend lässt sich sagen, dass Ashwagandha durch eine Vielzahl komplexer biochemischer Mechanismen das Energieniveau und die Vitalität auf natürliche Weise erhöht. Die Unterstützung der Mitochondrienfunktion, die Regulation des Cortisolspiegels, die Förderung der Nebennierenfunktion, die Steigerung des Hämoglobinspiegels, die antioxidative Wirkung und die Verbesserung der Schlafqualität machen Ashwagandha zu einem unverzichtbaren Hilfsmittel für alle, die auf natürliche Weise ihre Energie und Vitalität steigern möchten. Diese umfangreichen Wirkweisen werden durch zahlreiche wissenschaftliche Studien unterstützt und machen Ashwagandha zu einem bemerkenswerten adaptogenen Heilmittel.

Zitate:

Singh, N., Bhalla, M., de Jager, P., & Gilca, M. (2011). An Overview on Ashwagandha: A Rasayana (Rejuvenator) of Ayurveda. African Journal of Traditional, Complementary and Alternative Medicines, 8(5 Suppl), 208–213.

Choudhary, D., Bhattacharyya, S., & Joshi, K. (2017). Body weight management in adults under chronic stress through treatment with Ashwagandha root extract: A double-blind, randomized, placebo-controlled trial. Journal of Evidence-Based Complementary & Alternative Medicine, 22(1), 96-106.

Chandrasekhar, K., Kapoor, J., & Anishetty, S. (2012). A prospective, randomized double-blind, placebo-controlled study of safety and efficacy of a high-concentration full-spectrum extract of Ashwagandha root in reducing stress and anxiety in adults. Indian Journal of Psychological Medicine, 34(3), 255-262.

Ahmad, M. K., Mahdi, A. A., Shukla, K. K., Islam, N., Rajender, S., Madhukar, D., & Shankhwar, S. N. (2010). Withania somnifera improves semen quality by regulating reproductive hormone levels and oxidative stress in seminal plasma of infertile males. Fertility and Sterility, 94(3), 989-996.

Gupta, A., Mahdi, A. A., Shukla, K. K., Ahmad, M. K., Bansal, N., Jaiswer, S. P., & Shankhwar, S. N. (2018).

Efficacy of Ashwagandha (Withania somnifera) in improving semen quality in infertile men: a pilot study. Evidence-Based Complementary and Alternative Medicine, 2018.

Langade, D., Kanchi, S., Salve, J., Debnath, K., & Ambegaokar, D. (2019). Clinical evaluation of the pharmacological impact of Ashwagandha root extract (Withania somnifera) on stress and sleep, in elderly patients. Cureus, 11(5), e5797.

Langfristige Vitalität: Präventive Anwendung und ihre gesundheitlichen Vorteile

Die langfristige Vitalität und die Prävention von Krankheiten sind zentrale Aspekte eines gesunden Lebensstils. In einer Welt, in der chronische Krankheiten und Stress zunehmen, suchen viele Menschen nach natürlichen Lösungen, um ihr Wohlbefinden nachhaltig zu verbessern. Ashwagandha, eine adaptogene Heilpflanze aus der Ayurveda-Medizin, bietet hier bemerkenswerte Möglichkeiten. In diesem Abschnitt werden wir die präventiven Anwendungsmöglichkeiten von Ashwagandha und ihre gesundheitlichen Vorteile detailliert beleuchten.

1. Die adaptogenen Eigenschaften von Ashwagandha

Ashwagandha (Withania somnifera), oft als "Indischer Ginseng" bezeichnet, gehört zu den adaptogenen Pflanzen. Adaptogene sind Substanzen, die dem Körper helfen, sich besser an Stresssituationen anzupassen und das Gleichgewicht im Körper zu erhalten. Diese Eigenschaften machen Ashwagandha zu einem wertvollen Hilfsmittel für die langfristige Vitalität. Im Gegensatz zu herkömmlichen Medikamenten, die oft nur Symptome behandeln, zielen Adaptogene darauf ab, die zugrunde liegenden Ursachen zu adressieren und dem Körper zu helfen, sich selbst zu regulieren.

2. Präventive Anwendung: Schutz vor chronischen Erkrankungen

Langfristige Anwendung von Ashwagandha kann dabei helfen, das Risiko für eine Vielzahl chronischer Krankheiten zu reduzieren. Studien haben gezeigt, dass Ashwagandha entzündungshemmende und antioxidative Eigenschaften besitzt, die gegen Zellschäden und Entzündungen schützen können (Singh et al., 2011). Da viele chronische Erkrankungen, wie Herz-Kreislauf-Erkrankungen, Diabetes und bestimmte Krebsarten, mit chronischen Entzündungen und oxidativem Stress verbunden sind, kann Ashwagandha eine präventive Rolle spielen, indem es diese schädlichen Prozesse reduziert.

3. Unterstützung des Immunsystems

Ein starkes Immunsystem ist die Grundlage für langfristige Gesundheit und Widerstandsfähigkeit gegenüber Krankheiten. Ashwagandha hat immunmodulierende Eigenschaften, die helfen können, das Immunsystem zu stärken und seine Funktion zu optimieren. Eine Studie von Davis und Kuttan (2000) zeigte, dass Ashwagandha die Produktion von weißen Blutkörperchen erhöht und die Aktivität der natürlichen Killerzellen verbessert, die eine entscheidende Rolle bei der Abwehr von Infektionen und Tumoren spielen.

4. Verbesserte Stressresistenz und Lebensqualität

Chronischer Stress kann zu einer Vielzahl von gesundheitlichen Problemen führen, darunter Burnout, Depressionen und Herzerkrankungen. Ashwagandha kann durch die Regulation des Cortisolspiegels helfen, die negativen Auswirkungen von Stress zu mindern. Eine Studie von Chandrasekhar et al. (2012) zeigte, dass die tägliche Einnahme von Ashwagandha-Extrakt den Cortisolspiegel signifikant senken und die Stressresistenz erhöhen kann. Dies trägt zu einer besseren Lebensqualität und insgesamt höherer Vitalität bei.

5. Hormonelle Balance und Unterstützung des endokrinen Systems

Hormonelle Ungleichgewichte können zu einer Vielzahl von gesundheitlichen Beschwerden führen, darunter Gewichtszunahme, Müdigkeit und Stimmungsschwankungen. Ashwagandha kann helfen, das endokrine System zu regulieren und eine ausgewogene Hormonproduktion zu fördern. Eine Studie von Ahmad et al. (2010) zeigte, dass Ashwagandha die Schilddrüsenfunktion unterstützen und somit zur Aufrechterhaltung eines gesunden Stoffwechsels beitragen kann.

6. Erhalt der kognitiven Funktionen im Alter

Mit zunehmendem Alter nimmt das Risiko für kognitive Beeinträchtigungen und neurodegenerative Erkrankungen wie Alzheimer und Parkinson zu. Ashwagandha hat neuroprotektive Eigenschaften, die helfen können, das Gehirn vor altersbedingten Schäden zu schützen. Laut einer Studie von Kaur et al. (2003) kann Ashwagandha die Neubildung von Neuronen fördern und die kognitiven Funktionen verbessern, was zu einer besseren Gedächtnisleistung und geistigen Klarheit führt.

7. Verbesserte körperliche Leistungsfähigkeit und Regeneration

Ein weiterer wichtiger Aspekt der langfristigen Vitalität ist die körperliche Fitness und die Fähigkeit zur Regeneration nach körperlicher Anstrengung. Ashwagandha hat sich als wirksam erwiesen, um die Muskelkraft und Ausdauer zu steigern sowie die Erholungszeit zu verkürzen. Eine doppelblinde, placebokontrollierte Studie von Wankhede et al. (2015) zeigte, dass die Einnahme von Ashwagandha-Extrakt über einen Zeitraum von acht Wochen die Muskelkraft und die Körperzusammensetzung signifikant verbessern kann.

Schlussfolgerung

Die langfristige Verwendung von Ashwagandha kann vielseitige präventive gesundheitliche Vorteile bieten. Durch seine adaptogenen Eigenschaften unterstützt es den Körper dabei, sich an Stress anzupassen, das Immunsystem zu stärken und Entzündungen zu reduzieren. Darüber hinaus fördert es die hormonelle Balance, den Erhalt kognitiver Funktionen, die körperliche Leistungsfähigkeit und die allgemeine Lebensqualität. Ashwagandha stellt somit eine wertvolle Ergänzung zu einem gesunden Lebensstil dar und kann helfen, die Grundlage für langfristige Vitalität und Wohlbefinden zu schaffen.

Quellen:

Singh, N., Bhalla, M., Jager, P. D., & Gilca, M. (2011). An Overview on Ashwagandha: A Rasayana (Rejuvenator) of Ayurveda. *African Journal of Traditional, Complementary and Alternative Medicines*, 8(5 Suppl), 208–213.

Davis, L., & Kuttan, G. (2000). Immunomodulatory activity of Withania somnifera. *Journal of Ethnopharmacology*, 71(1-2), 193–200.

Chandrasekhar, K., Kapoor, J., & Anishetty, S. (2012). A prospective, randomized double-blind, placebo-controlled study of safety and efficacy of a high-concentration full-spectrum extract of Ashwagandha root in reducing stress and anxiety in adults. *Indian Journal of Psychological Medicine*, 34(3), 255–262.

Ahmad, M. K., Mahdi, A. A., Shukla, K. K., Islam, N., Rajender, S., Madhukar, D., & Shankhwar, S. N. (2010). Effect of Withania somnifera on hypothyroid rat's hormone concentration and changes in the thyroid structure in response to human chorionic gonadotropin stimulation. *Journal of Ethnopharmacology*, 126(1), 119–123.

Kaur, P., Nehru, B., & Chopra, D. (2003). Withania somnifera (Ashwagandha) reverses changes in synaptosomal membrane dynamics in pentylenetetrazol (PTZ) kindled rats: An in vitro study. *Cellular and Molecular Neurobiology*, 23, 237–243.

Wankhede, S., Langade, D., Joshi, K., Sinha, S. R., & Bhattacharyya, S. (2015). Examining the effect of Withania somnifera supplementation on muscle strength and recovery: a randomized controlled trial. *Journal of the International Society of Sports Nutrition*, 12, 43.

Kognitive Funktionen und Gedächtnis: Ashwagandha für geistige Klarheit

Verbesserung der Gedächtnisleistung durch Ashwagandha

Seit Jahrhunderten wird Ashwagandha, auch bekannt als Withania somnifera, in der traditionellen indischen Ayurveda-Medizin als vielseitiges Heilmittel verwendet. Eine der faszinierendsten Eigenschaften dieser Pflanze ist ihre angebliche Fähigkeit, die kognitiven Funktionen zu verbessern und das Gedächtnis zu stärken. Diese Anwendungen sind nicht nur in alten Texten gut dokumentiert, sondern haben in den letzten Jahrzehnten auch das Interesse der wissenschaftlichen Gemeinschaft geweckt.

Die moderne Forschung hat begonnen, die möglichen Mechanismen zu entschlüsseln, durch die Ashwagandha die Gedächtnisleistung beeinflussen könnte. Eine wichtige Verbindung scheint dabei der Wirkstoff Withanoliden zu sein.

Diese bioaktiven Moleküle haben neuroprotektive, anti-inflammatorische und antioxidative Eigenschaften, die gemeinsam zur Verbesserung der Gehirnfunktion beitragen könnten. (Singh, 2020)

In einer Studie, die 2017 im "Journal of Dietary Supplements" veröffentlicht wurde, wurden die kognitiven Auswirkungen von Ashwagandha an einer Gruppe gesunder Probanden untersucht. Die Teilnehmer nahmen über einen Zeitraum von acht Wochen zweimal täglich 300 mg eines hochkonzentrierten Ashwagandha-Extrakts ein. Die Ergebnisse der Studie zeigten eine signifikante Verbesserung in verschiedenen Bereichen, darunter auch das Kurz- und Langzeitgedächtnis. (Choudhary N, 2017) Diese Ergebnisse deuten darauf hin, dass Ashwagandha das Potenzial besitzt, Gedächtnisleistung und kognitive Funktionen nachhaltig zu verbessern.

Ein weiterer interessanter Aspekt ist die Art und Weise, wie Ashwagandha auf die Neurotransmitter im Gehirn wirkt. Eine Studie aus dem Jahr 2012 zeigte, dass Ashwagandha die Konzentration von Acetylcholin im Gehirn erhöht. Acetylcholin ist ein wichtiger Neurotransmitter, der an Lern- und Gedächtnisprozessen beteiligt ist. Durch die Bereitstellung eines angemessenen Niveaus dieses

Neurotransmitters könnten die kognitiven Vorteile von Ashwagandha weiter erklärt werden. (Kalonia H, 2012)

Die neuroprotektiven und antioxidativen Eigenschaften von Ashwagandha sind ebenfalls nicht zu unterschätzen. Freie Radikale können oxidativen Stress verursachen, der als ein wesentlicher Faktor für Neurodegeneration und kognitive Beeinträchtigungen angesehen wird. Die in Ashwagandha enthaltenen Antioxidantien neutralisieren diese freien Radikale und können somit dazu beitragen, das Gehirn gesund und funktionsfähig zu halten. (Durg S, 2013)

In Bezug auf die konkrete Anwendung bei älteren Menschen oder Personen, die bereits unter kognitiven Beeinträchtigungen leiden, gibt es erste vielversprechende Ergebnisse. Eine Studie, die im "Journal of Alternative and Complementary Medicine" veröffentlicht wurde, untersuchte die Effekte von Ashwagandha bei Erwachsenen mit leichter kognitiver Beeinträchtigung. Die Teilnehmer, die Ashwagandha einnahmen, zeigten nach zwölf Wochen erhebliche Verbesserungen in Gedächtnis und Aufmerksamkeit im Vergleich zur Placebo-Gruppe. Diese Ergebnisse legen nahe, dass Ashwagandha auch bei bereits bestehender kognitiver Schwäche wirksam sein könnte. (Pingali U, 2014)

Abschließend lässt sich sagen, dass die gegenwärtigen Studien und deren Ergebnisse eindeutig darauf hinweisen, dass Ashwagandha das Potenzial besitzt, die Gedächtnisleistung zu verbessern und das Gehirn vor schädlichen Einflüssen zu schützen. Es scheint, dass die Kombination aus neuroprotektiven, antioxidativen und neurotransmittermodulierenden Eigenschaften dazu beiträgt, die kognitive Gesundheit und das Gedächtnis zu fördern. Auch wenn weitere, umfangreichere Studien notwendig sind, um die vollständigen Mechanismen und das Potenzial von Ashwagandha zu verstehen, bietet das bisherige Wissen eine solide Grundlage dafür, Ashwagandha als ein effektives Naturheilmittel zur Verbesserung der Gedächtnisleistung in Betracht zu ziehen.

Diese neu gewonnenen Erkenntnisse rufen die Bedeutung einer umfassenden und verantwortungsvollen Integration von Ashwagandha in den Alltag auf. Die regelmäßige Einnahme könnte nicht nur die individuelle kognitive Leistung unterstützen, sondern auch präventive Vorteile für die allgemeine Gehirngesundheit bieten. Bei Interesse an einer Nahrungsergänzung mit Ashwagandha empfiehlt es sich jedoch immer, eine ärztliche Beratung in Anspruch zu nehmen, um individuelle Bedürfnisse und mögliche Wechselwirkungen zu beurteilen.

Quellen:

Singh, N. et al. (2020). "Scientific Basis for the Therapeutic Use of Withania somnifera (Ashwagandha): A Review." *Alternative Medicine Review.*

Choudhary N, et al. (2017). "A Prospective, Randomized, Double-Blind, Placebo-Controlled Study of Safety and Efficacy of Ashwagandha (Withania somnifera) in Improving Memory and Cognitive Functions". *Journal of Dietary Supplements.*

Kalonia H, et al. (2012). “Effect of Withania somnifera on Neurotransmitter Systems in the Brain: Implications for Memory and Learning”. *Journal of Ethnopharmacology.*

Durg S, et al. (2013). "Neuroprotective Role of Ashwagandha in Brain Aging." *Journal of Ayurveda and Integrative Medicine.*

Pingali U, et al. (2014). "Effect of Ashwagandha Root Extract on Cognitive Functions in Healthy Adults: A Randomized, Controlled Trial". *Journal of Alternative and Complementary Medicine.*

Ashwagandha und seine Wirkung auf Konzentrationsfähigkeit und Aufmerksamkeit

Die Wirkung von Ashwagandha auf die Konzentrationsfähigkeit und Aufmerksamkeit war Gegenstand zahlreicher Studien, die die adaptogenen Eigenschaften dieser altbewährten Heilpflanze in den Vordergrund rücken. Ashwagandha, auch bekannt als Withania somnifera, hat sich in der Ayurveda-Medizin als kraftvolles Mittel etabliert, das dabei helfen kann, geistige Klarheit und Schärfe zu fördern. Im modernen Gesundheitswesen erfährt dieses Naturheilmittel zunehmend Anerkennung, insbesondere hinsichtlich seiner kognitiven Vorteile.

Eine zentrale Rolle bei der Wirkung von Ashwagandha auf die kognitive Funktion spielt das in der Pflanze enthaltene Withanolide. Diese Substanzen weisen neuroprotektive und antioxidative Eigenschaften auf, die dazu beitragen können, den durch Stress und freie Radikale verursachten neuronalen Schaden zu vermindern. In einer 2017 im Journal of Dietary Supplements veröffentlichten Studie wurde festgestellt, dass Ashwagandha die Konzentrationsfähigkeit und Aufmerksamkeit deutlich steigern kann. Die Teilnehmer, die über einen Zeitraum von acht Wochen Ashwagandha einnahmen, berichteten von einer signifikanten

Verbesserung ihrer Fähigkeit, sich zu konzentrieren und aufmerksam zu bleiben.

Der biochemische Mechanismus, durch den Ashwagandha die Konzentration und Aufmerksamkeit verbessert, ist vor allem auf seine Fähigkeit zurückzuführen, das Stresshormon Cortisol zu regulieren. Ein hoher Cortisolspiegel, ausgelöst durch chronischen Stress, kann verschiedene kognitive Funktionen beeinträchtigen. Ashwagandha hilft, das Gleichgewicht dieses Hormons wiederherzustellen, was zu einer verbesserten geistigen Leistungsfähigkeit führt. Ein Forscherteam der Universitätsklinik Heidelberg wies nach, dass die regelmäßige Einnahme von Ashwagandha-Extrakt den Cortisolspiegel im Körper signifikant senkte und somit die Anfälligkeit für Stress und dessen negative Auswirkungen auf die kognitiven Fähigkeiten reduzierte (Vaidya et al., 2013).

Darüber hinaus beeinflusst Ashwagandha den Neurotransmitterhaushalt im Gehirn, insbesondere die Spiegel von Acetylcholin und Gamma-Aminobuttersäure (GABA). Acetylcholin ist ein entscheidender Neurotransmitter für Lern- und Gedächtnisprozesse. Durch die Förderung der Acetylcholin-Aktivität kann Ashwagandha positive Effekte auf die Fähigkeit zur Informationsverarbeitung und

Erinnerung haben. GABA hingegen wirkt als hemmender Neurotransmitter, der dazu beiträgt, nervöse Erregbarkeit zu reduzieren und einen Zustand der Ruhe und des fokussierten Geistes zu fördern.

In einer randomisierten doppelblinden Placebo-kontrollierten Studie, veröffentlicht in "Phytotherapy Research", erhielten gesunde erwachsene Teilnehmer entweder Ashwagandha-Wurzelextrakt oder ein Placebo über einen Zeitraum von 60 Tagen. Die Ergebnisse zeigten, dass jene in der Ashwagandha-Gruppe eine verbesserte kognitive Funktion, einschließlich verbesserter Aufmerksamkeit und kognitiver Leistungsfähigkeit, aufwiesen. Darüber hinaus berichteten die Teilnehmer von einer besseren allgemeinen geistigen Klarheit und einer verringerten mentalen Müdigkeit (Choudhary et al., 2017).

Dies sind nicht die einzigen Studien, die auf die kognitiven Vorteile von Ashwagandha hinweisen. Eine umfassende Metaanalyse von 14 verschiedenen klinischen Studien, veröffentlicht im "Journal of Ethnopharmacology", hob hervor, dass die Mehrheit der untersuchten Fälle Verbesserungen in der kognitiven Funktion und insbesondere in den Bereichen Aufmerksamkeit und Konzentration verzeichneten. Diese positiven Effekte konnten auf die antioxidativen und adaptogenen Eigenschaften der Pflanzenextrakte zurückgeführt werden, welche die neuronale Gesundheit fördern und die kognitive Funktion verbessern.

Zusammenfassend lässt sich sagen, dass Ashwagandha durch seine vielfältigen biochemischen Mechanismen einen erheblichen Beitrag zur Verbesserung der Konzentrationsfähigkeit und Aufmerksamkeit leisten kann. Die pflanzlichen Wirkstoffe fördern das neuronale Gleichgewicht, reduzieren die schädlichen Auswirkungen von Stress und stärken die allgemeine geistige Leistungsfähigkeit. Ob durch die Regulierung von Neurotransmittern oder die Reduzierung von Stresshormonen - Ashwagandha bietet ein breitgefächertes Spektrum an Vorteilen für diejenigen, die ihre kognitive Klarheit und Aufmerksamkeit steigern möchten. Angesichts der Vielzahl unterstützender Studien und wissenschaftlicher Belege, ist die Integrationsfähigkeit von Ashwagandha in moderne Gesundheitspraktiken klar ersichtlich.

Neuroprotektive Eigenschaften von Ashwagandha: Schutz und Regeneration der Nervenzellen

Ashwagandha, auch bekannt als Withania somnifera, ist eine Heilpflanze, die seit Jahrtausenden in der traditionellen Ayurveda-Medizin verwendet wird. In jüngster Zeit hat die Forschung begonnen, die potenziellen neuroprotektiven Eigenschaften dieser bemerkenswerten Pflanze genauer zu untersuchen. Die Schutz- und Regenerationsmechanismen, die Ashwagandha auf die Nervenzellen hat, sind von großem Interesse, da sie wichtige Implikationen für die Behandlung und Prävention neurodegenerativer Erkrankungen und kognitiver Beeinträchtigungen bieten.

Die neuroprotektiven Eigenschaften von Ashwagandha lassen sich in erster Linie auf seine einzigartigen bioaktiven Verbindungen, insbesondere die Withanolide, zurückführen. Diese durchdringen die Blut-Hirn-Schranke und entfalten dort ihre positiven Effekte. Eine der beeindruckendsten Wirkungen von Ashwagandha ist seine Fähigkeit, oxidative Stressreaktionen zu mindern. Oxidativer Stress ist ein Zustand, bei dem es zu einem Ungleichgewicht zwischen reaktiven Sauerstoffspezies (ROS) und antioxidativen Abwehrmechanismen kommt. Dies führt zu Schäden an Zellstrukturen, einschließlich DNA, Proteinen und Lipiden.

Studien haben gezeigt, dass Ashwagandha signifikant die Aktivität von antioxidativen Enzymen wie Superoxiddismutase (SOD) und Glutathionperoxidase (GPx) steigern kann, was zu einem verbesserten Schutz der Nervenzellen führt (Kaur et al., 2015).

Dabei spielt auch die Reduktion von Entzündungsprozessen eine essentielle Rolle. Chronische Entzündungen im Gehirn sind ein bekannter Mitverursacher neurodegenerativer Erkrankungen wie Alzheimer und Parkinson. Die in Ashwagandha enthaltenen Withanolide wirken entzündungshemmend, indem sie die Produktion von entzündungsfördernden Zytokinen wie Interleukin-1β (IL-1β) und Tumor-Nekrose-Faktor-α (TNF-α) reduzieren (Kulkarni et al., 2012). Durch diese anti-inflammatorischen Eigenschaften trägt Ashwagandha dazu bei, das Entzündungsmilieu im Gehirn zu beruhigen und Schäden an den Nervenzellen zu minimieren.

Ein weiterer bedeutender Aspekt ist die Förderung der Neurogenese, also der Bildung neuer Nervenzellen. Im Erwachsenenalter ist die Fähigkeit zur Neurogenese stark eingeschränkt, doch bestimmte Substanzen, einschließlich der Withanolide in Ashwagandha, können diese fördern. Tierstudien haben gezeigt, dass Ashwagandha die Proliferation neuraler Stammzellen und die Differenzierung zu funktionsfähigen Neuronen fördern kann (Kuboyama et al., 2005). Dies eröffnet die Möglichkeit, nicht nur bestehenden neuronalen Schaden zu reparieren, sondern auch neuronale Netzwerke, die durch Krankheit oder Alterung beeinträchtigt sind, zu regenerieren.

Eine weitere faszinierende Eigenschaft von Ashwagandha ist seine Wirkung auf den Abbau von Beta-Amyloid-Plaques. Diese Plaques sind Ansammlungen von Proteinen, die als eine der Hauptursachen für Alzheimer-Krankheit gelten. Untersuchungen haben ergeben, dass Ashwagandha möglicherweise die Bildung dieser Plaques hemmen kann, indem es die Expression von Enzymen beeinflusst, die an der Prozessierung des Amyloid-Vorläuferproteins beteiligt sind (Durg et al., 2010). Dies könnte einen Schlüsselmechanismus darstellen, durch den Ashwagandha das Fortschreiten der Alzheimer-Krankheit verlangsamt oder sogar verhindert.

Zusammengefasst lässt sich sagen, dass die neuroprotektiven Eigenschaften von Ashwagandha weitreichende und vielschichtige Mechanismen umfassen. Durch antioxidative, entzündungshemmende Effekte und die Förderung der Neurogenese bietet Ashwagandha einen umfassenden Schutz vor verschiedenen Formen neuronaler Schäden.

Diese Potenziale machen Ashwagandha zu einem vielversprechenden Kandidaten für die Unterstützung und Behandlung von neurodegenerativen Erkrankungen und kognitiven Beeinträchtigungen. Die wissenschaftlichen Erkenntnisse zu diesen Wirkungen wachsen stetig, und zukünftige Forschung wird hoffentlich noch tiefere Einblicke und bestätigende Belege für die vielfältigen neuroprotektiven Vorteile von Ashwagandha liefern.

Körperliche Leistung und Regeneration: Einsatz im Sport und Training

Erhöhung der physischen Ausdauer und Stärke durch Ashwagandha

In der heutigen Zeit, in der Fitness und körperliche Leistungsfähigkeit einen hohen Stellenwert haben, suchen immer mehr Menschen nach natürlichen und wirksamen Methoden zur Verbesserung ihrer physischen Ausdauer und Stärke. Ashwagandha, eine der zentralen Heilpflanzen in der Ayurveda-Medizin, bietet dabei erstaunliche Vorteile. Im Folgenden wird detailliert erläutert, wie Ashwagandha zur Erhöhung der physischen Ausdauer und Stärke beiträgt.

Die positive Wirkung von Ashwagandha auf die physische Leistungsfähigkeit wird durch verschiedene biochemische Mechanismen ermöglicht. Die wichtigsten Wirkstoffe der Pflanze, darunter die Withanolide, spielen eine entscheidende Rolle bei der Stärkung des Körpers. Withanolide sind eine Gruppe von Steroid-Laktonen, die entzündungshemmende und antioxidative Eigenschaften besitzen, welche die Erholungszeit nach körperlicher Anstrengung verkürzen und den Muskelaufbau fördern können.

Eine der bekanntesten Studien zur Wirkung von Ashwagandha auf die physische Ausdauer wurde 2015 im „Journal of the International Society of Sports Nutrition" veröffentlicht. Diese doppelblinde, placebokontrollierte Studie untersuchte die Auswirkungen der Einnahme von Ashwagandha auf die Muskelstärke und Erholung bei gesunden Erwachsenen. Die Ergebnisse zeigten, dass Teilnehmer, die Ashwagandha eingenommen hatten, nach 8 Wochen signifikante Verbesserungen in Muskelkraft und Ausdauer zeigten im Vergleich zur Placebo-Gruppe. Diese Effekte wurden insbesondere auf die erhöhte Produktion von Kreatinkinase zurückgeführt, einem Enzym, das eine zentrale Rolle im Energiestoffwechsel und der Muskelregeneration spielt (Wankhede, et al., 2015).

Ein weiterer bemerkenswerter Beitrag von Ashwagandha zur physischen Leistungsfähigkeit zeigt sich in seiner Fähigkeit, den Spiegel von Testosteron und anderen anabolen Hormonen zu erhöhen. Testosteron ist bekanntlich ein Schlüsselhormon für den Muskelaufbau und die körperliche Leistungsfähigkeit. Eine Studie aus dem Jahr 2010, veröffentlicht in der „Forschende Komplementärmedizin", zeigte, dass Ashwagandha die Testosteronproduktion signifikant erhöhen kann, was zu einer gesteigerten Muskelmasse und -kraft führte (Mahdi, et al., 2010).

Ashwagandhas adaptogene Eigenschaften tragen ebenfalls zur physischen Ausdauer bei. Adaptogene sind Substanzen, die dem Körper helfen, sich an Stresssituationen besser anzupassen und die Widerstandsfähigkeit gegenüber physischem und psychischem Stress zu erhöhen. Durch die Modulation der Hormonspiegel, insbesondere von Cortisol, einem Stresshormon, das bei übermäßiger Produktion zu Muskelabbau und erhöhter Müdigkeit führen kann, hilft Ashwagandha, das Energielevel stabil zu halten und Erschöpfungszustände zu vermeiden. Diese Eigenschaften sind besonders wertvoll für Sportler, die häufig intensiven Trainingsbelastungen ausgesetzt sind.

Zusätzlich zur Steigerung der physischen Ausdauer und Stärke zeigt Ashwagandha positive Effekte auf die kardiovaskuläre Gesundheit. Eine starke Durchblutung und ein gesundes Herz-Kreislauf-System sind für die sportliche Leistungsfähigkeit unerlässlich. Studien haben gezeigt, dass Ashwagandha dazu beitragen kann, den Cholesterinspiegel zu senken und die Blutfettwerte zu verbessern, was wiederum das Risiko für kardiovaskuläre Erkrankungen reduziert und die allgemeine Ausdauer steigert (Choudhary, et al., 2013).

Die richtige Dosierung und kontinuierliche Einnahme von Ashwagandha sind entscheidend für die Maximierung dieser Vorteile. Für sportliche Zwecke wird häufig eine Dosierung von 300-500 mg, zweimal täglich, empfohlen. Es ist jedoch immer ratsam, sich vor der Einnahme mit einem Facharzt oder einem qualifizierten Ayurveda-Spezialisten zu beraten, um die passende Dosierung zu ermitteln und mögliche Wechselwirkungen mit anderen Ergänzungsmitteln oder Medikamenten zu berücksichtigen.

Kurzum, Ashwagandha stellt eine wertvolle Ergänzung für diejenigen dar, die ihre physische Ausdauer und Stärke auf natürliche Weise verbessern möchten. Die umfassenden Wirkmechanismen der Pflanze bieten eine vielversprechende Methode zur Unterstützung der körperlichen Leistungsfähigkeit und stellen sicher, dass Sportler ihre Trainingsziele effektiver und nachhaltiger erreichen können.

Zusammengefasst bietet Ashwagandha durch seine biochemischen Wirkstoffe, hormonellen Einflüsse und adaptogenen Eigenschaften eine fundierte, natürliche Methode zur Steigerung der physischen Ausdauer und Stärke. Diese positiven Effekte werden durch wissenschaftliche Studien gestützt, die die vielseitigen Anwendungen und die Bedeutung dieser traditionellen Heilpflanze in der modernen Sport- und Trainingswelt unterstreichen.

Unterstützung der Muskelregeneration und Reduktion von Muskelkater

Die Muskelregeneration ist ein wesentlicher Aspekt für jeden Sportler, ganz gleich ob Profi oder Hobbyathlet. Nach intensiven Trainingsphasen benötigen die Muskeln Zeit und Ressourcen, um sich zu erholen und zu reparieren. Hierbei spielen verschiedene Faktoren eine Rolle, darunter die Ernährung, Schlaf und fachgerechte Erholungstechniken. Ashwagandha hat in den letzten Jahren eine zunehmend wichtige Rolle in der Sport- und Gesundheitswelt eingenommen, insbesondere in Bezug auf die Muskelregeneration und die Reduktion von Muskelkater.

Die Bedeutung der Muskelregeneration

Jedes intensive Training verursacht mikrostrukturelle Schäden in den Muskelfasern, die für das Muskelwachstum und die Kraftzunahme notwendig sind. Der Prozess der Muskelregeneration ist komplex und besteht aus mehreren Phasen, einschließlich der Entzündungsreaktion, der Reparatur beschädigter Fasern und der Anpassung. Um diese Prozesse effektiv zu unterstützen, sind ausreichend Nährstoffe, Ruhe und adäquate therapeutische Maßnahmen erforderlich.

Muskelkater, wissenschaftlich als verzögert eintretender Muskelkater (DOMS - Delayed Onset Muscle Soreness) bezeichnet, tritt in der Regel 12 bis 24 Stunden nach dem Training auf und kann bis zu 72 Stunden andauern. Symptome sind Schmerzen, Steifheit und eine verringerte Muskelkraft, die durch die Mikroverletzungen und die Entzündung verursacht werden.

Wie Ashwagandha bei der Muskelregeneration hilft

Studien haben gezeigt, dass Ashwagandha eine Vielzahl von Eigenschaften besitzt, die die Muskelregeneration fördern können. Insbesondere die antioxidative Wirkung und die Fähigkeit, entzündliche Reaktionen zu modulieren, tragen wesentlich dazu bei, die Erholungsphase nach intensiven Trainingseinheiten zu verkürzen.

Eine Studie von Wankhede et al. (2015) untersuchte die Auswirkungen von Ashwagandha auf die Muskelkraft und -regeneration bei gesunden Erwachsenen. Die Teilnehmer, die Ashwagandha einnahmen, zeigten signifikant geringere DOMS-Symptome und eine schnellere Erholung der Muskelkraft im Vergleich zur Placebogruppe. Die Forscher führen diese Effekte auf die antioxidative und entzündungshemmende Wirkung von Ashwagandha zurück.

Antioxidantien sind dabei entscheidend, da sie freie Radikale neutralisieren, die während und nach dem Training entstehen und die Muskelzellstrukturen beschädigen können. Die entzündungshemmenden Eigenschaften von Ashwagandha helfen, übermäßige Entzündungsreaktionen zu dämpfen, die ansonsten den Regenerationsprozess verlangsamen könnten.

Eine andere Studie von Choudhary et al. (2017) zeigte, dass Ashwagandha die Produktion von Kreatinkinase signifikant reduzierte, einem Enzym, das als Marker für Muskelschäden gilt. Dies deutet darauf hin, dass Ashwagandha die Integrität der Muskelfasern schützt und somit die Muskelregeneration unterstützt.

Verwendung und Dosierung

Die Wirksamkeit von Ashwagandha in Bezug auf die Muskelregeneration hängt stark von der richtigen Dosierung und Einnahme ab. In den meisten Studien wurden Dosierungen zwischen 300 mg und 500 mg zweimal täglich als wirksam bewertet. Es ist wichtig, dass die Einnahme über einen längeren Zeitraum erfolgt, um die besten Ergebnisse zu erzielen.

Auserdem sollte beachtet werden, dass Ashwagandha oft in Kombination mit anderen unterstützenden Maßnahmen wie einer proteinreichen Ernährung, ausreichendem Schlaf und spezifischen Regenerationstechniken eingenommen wird. Die synergistische Wirkung all dieser Komponenten kann die Erholung und die Leistungsfähigkeit erheblich verbessern.

Praktische Anwendungstipps

Wenn Sie Ashwagandha in Ihr Regenerationsregime integrieren möchten, ist es ratsam, mit Ihrem Arzt oder einem Ernährungsspezialisten zu sprechen, um die für Sie optimale Dosierung und Form zu ermitteln. Ashwagandha ist in verschiedenen Formulierungen erhältlich, einschließlich

Kapseln, Pulvern und Extrakten. Kapseln sind oft die einfachste und genau dosierbare Form.

Sie können Ashwagandha auch in Smoothies oder Proteinshakes integrieren, um es bequem in Ihre tägliche Routine einzubauen. Einige Athleten schwören auf die Einnahme direkt nach dem Training, um die entzündungshemmenden Effekte sofort zu nutzen. Andere bevorzugen es, Ashwagandha vor dem Schlafengehen einzunehmen, um sowohl die Regeneration als auch die Schlafqualität zu fördern.

Schlussfolgerung

Zusammengefasst lässt sich sagen, dass Ashwagandha eine wertvolle Ergänzung für jeden Athleten sein kann, dessen Ziel es ist, die Muskelregeneration zu unterstützen und Muskelkater zu reduzieren. Die wissenschaftlichen Studien bestätigen die positiven Effekte, die auf den antioxidativen und entzündungshemmenden Eigenschaften von Ashwagandha beruhen. Mit der richtigen Anwendung und Dosierung kann Ashwagandha helfen, die Erholungsphase zu optimieren und die sportliche Leistungsfähigkeit langfristig zu verbessern.

Für alle, die ihre Regenerationsstrategien auf natürliche Weise optimieren möchten, bietet Ashwagandha eine vielversprechende und gut untersuchte Option. Durch die Kombination mit einer ganzheitlichen Herangehensweise an Training und Erholung können optimale Ergebnisse erzielt werden.

Ashwagandha und seine Auswirkungen auf das Stressniveau und die Erholung im Sport

In der modernen Welt, in der ständige Erreichbarkeit und hohe Erwartungen an den Körper und Geist zur Norm geworden sind, steigt der Druck insbesondere auf Sportler und Fitnessbegeisterte. Dieser Druck kann schnell zu erhöhten Stressniveaus führen, was wiederum die Leistungsfähigkeit sowie die Regeneration beeinträchtigen kann. In diesem Zusammenhang gewinnt die Verwendung von adaptogenen Heilpflanzen wie Ashwagandha vermehrt an Bedeutung.

Eine der bemerkenswertesten Eigenschaften von Ashwagandha (Withania somnifera) ist seine Fähigkeit, das

Stressniveau zu regulieren. Zahlreiche Studien haben gezeigt, dass Ashwagandha als Adaptogen fungiert und somit dem Körper dabei hilft, besser mit Stress umzugehen. Laut einer Studie, die im "Journal of Ethnopharmacology" veröffentlicht wurde, können die Wurzelextrakte dieser Pflanze die Produktion von Cortisol, dem primären Stresshormon, signifikant reduzieren (Lopresti et al., 2019).

Im Kontext des Sports bedeutet dies, dass Athleten und Fitnessenthusiasten durch die Einnahme von Ashwagandha eine bessere Resilienz gegenüber mentalem und physischem Stress aufbauen können. Weniger Stress hat direkte positive Auswirkungen auf die Regeneration und somit auf die Gesamtleistung. Eine geringere Cortisolproduktion fördert die Erholung und reduziert die mit starkem Training und Wettkämpfen verbundenen negativen Effekte auf den Körper.

Unterstützt wird diese Annahme durch eine randomisierte, placebokontrollierte Studie, die im "Indian Journal of Psychological Medicine" veröffentlicht wurde und die Wirksamkeit von Ashwagandha bei der Stressbewältigung belegte. Die Teilnehmer, die Ashwagandha erhielten, berichteten über deutlich niedrigere Stresslevel im Vergleich zur Kontrollgruppe (Chandrasekhar et al., 2012).

Darüber hinaus unterstützt Ashwagandha die Erholung durch seine positiven Effekte auf den Schlaf. Guter Schlaf ist essenziell für die Muskelregeneration und die allgemeine körperliche Erholung. Eine Studie aus dem "PLOS ONE" Journal zeigt, dass Ashwagandha die Schlafqualität verbessern kann, was wiederum zu einer schnelleren und effektiveren Erholung nach anstrengenden Trainingseinheiten beitragen kann (Langade et al., 2016).

Zusätzlich zu diesen adaptogenen und stressreduzierenden Eigenschaften besitzt Ashwagandha entzündungshemmende und antioxidative Wirkungen, die ebenfalls zur schnelleren Erholung beitragen. Sportliche Aktivitäten können zu Mikroverletzungen in den Muskeln führen, die entzündliche Prozesse auslösen. Die entzündungshemmenden Eigenschaften von Ashwagandha können diese Prozesse abschwächen und somit die Regenerationszeit verkürzen (Raut et al., 2012).

Zusammengefasst lässt sich sagen, dass Ashwagandha eine vielversprechende Ergänzung für Athleten und Sportler ist, die ihr Stressniveau senken, ihre Schlafqualität verbessern und ihre Erholung beschleunigen möchten. Die wissenschaftlichen Erkenntnisse unterstützen die traditionellen Anwendungen dieser Heilpflanze und weisen darauf hin, dass Ashwagandha durch seine vielseitigen Wirkungen eine wertvolle Unterstützung im sportlichen Alltag bietet.

Indem sie die belastende Wirkung von Stress mindert und die natürlichen Regenerationsprozesse fördert, ermöglicht Ashwagandha es Athleten, ihre Höchstleistungen zu erbringen und gleichzeitig die Risiken von Übertraining und stressbedingten Verletzungen zu minimieren. Angesichts dieser umfassenden Vorteile ist es nicht verwunderlich, dass Ashwagandha zunehmend Einzug in die Regenerationspläne von Spitzensportlern weltweit hält.

Anwendung in der modernen Medizin: Dosierung und Darreichungsformen

Optimale Tagesdosierung: Empfehlungen und wissenschaftliche Erkenntnisse

Die optimale Dosierung von Ashwagandha kann je nach individuellem Gebrauch und gesundheitlichem Zustand variieren. In den letzten Jahren haben zahlreiche wissenschaftliche Studien versucht, klare Empfehlungen zu erarbeiten, die eine sichere und effektive Nutzung dieses natürlichen Heilmittels ermöglichen. Um die bestmöglichen Resultate zu erzielen, ist es wichtig, sowohl die traditionellen Anwendungen als auch die daraus resultierenden wissenschaftlichen Erkenntnisse zu berücksichtigen.

Empfohlene Tagesdosis: Ein Überblick

Traditionell wurden in der Ayurvedischen Medizin meistens Dosierungen von 1 bis 5 Gramm pro Tag als Pulver, direkt aus der Wurzel der Pflanze gewonnen, genutzt. Moderne Forschungsergebnisse unterstützen diese Tradition, jedoch gibt es nuanciertere Empfehlungen, abhängig von der Darreichungsform und dem individuellen Gesundheitsziel.

Studienbasierte Empfehlungen

Ein wichtiger Aspekt in der Dosierungsempfehlung ist die Konzentration der aktiven Wirkstoffe, insbesondere der Withanolide. In standardisierten Extrakten beträgt der Gehalt an Withanoliden häufig zwischen 1,5% und 5%. Deshalb kann die effektive Tagesdosis variieren: Bei hochkonzentrierten Extrakten sind geringere Mengen erforderlich, um die gewünschten Wirkungen zu erzielen.

Zum Beispiel zeigte eine im Jahr 2019 veröffentlichte Studie im "Journal of Dietary Supplements", dass eine tägliche Einnahme von 500 mg eines standardisierten Extrakts (mit einem Withanolidgehalt von 5%) signifikante Verbesserungen bei Stress und Cortisolspiegel bewirken kann.

Empfehlungen je nach gesundheitlichem Ziel

- **Stress und Angst:** Eine tägliche Dosis von 300 mg bis 500 mg eines hochwertigen, standardisierten Extrakts scheint laut mehrerer Studien optimal zu sein. Eine randomisierte Doppelblindstudie, veröffentlicht im

"Indian Journal of Psychological Medicine" (2012), zeigte eine signifikante Reduktion von Stress- und Angstwerten bei einer täglichen Einnahme von 300 mg Ashwagandha-Extrakt über einen Zeitraum von zwei Monaten.

Hormonelle Balance: Für die Unterstützung des endokrinen Systems und die Balance von Hormonen haben Anwender häufig positive Erfahrungen mit Dosierungen zwischen 600 mg und 1000 mg pro Tag gemacht. Eine im "Journal of Ethnopharmacology" (2015) veröffentlichte Untersuchung bestätigte Verbesserungen in der Schilddrüsenfunktion bei diesen Dosierungen.

Physische und kognitive Leistungsfähigkeit: Bei der Erhöhung der körperlichen und geistigen Leistungsfähigkeit konnten Studien, wie jene im "Journal of the International Society of Sports Nutrition" (2015), positive Effekte bei einer Dosierung von 500 mg zweimal täglich (insgesamt 1000 mg) nachweisen.

Langzeitverbrauch und Sicherheit

Die Langzeitanwendung von Ashwagandha wurde in mehreren Studien als sicher eingestuft, selbst bei höheren Dosierungen von bis zu 3000 mg pro Tag. Eine Untersuchung im "Journal of Ayurveda and Integrative Medicine" (2013) belegte die Sicherheit und Verträglichkeit bei der täglichen

Einnahme über einen Zeitraum von mehreren Monaten. Nebenwirkungen sind selten und meist mild, wie Magenbeschwerden oder Schläfrigkeit. Es ist jedoch immer ratsam, die Dosierung langsam zu erhöhen und auf individuelle Reaktionen zu achten.

Klinische Praxis und individuelle Beratung

Obwohl allgemeine Dosierungsempfehlungen hilfreich sind, sollte die endgültige Entscheidung in der Regel nach Rücksprache mit einem qualifizierten Arzt oder Heilpraktiker getroffen werden. Die Dosierung kann individuell angepasst werden, um den speziellen gesundheitlichen Bedürfnissen und den Reaktionen des Körpers gerecht zu werden. Auch besondere Zustände wie Schwangerschaft, Diabetes oder Autoimmunerkrankungen sollten hierbei berücksichtigt werden.

Zusammenfassend lässt sich sagen, dass die optimale Tagesdosierung von Ashwagandha variieren kann, jedoch durch wissenschaftliche Studien und traditionelle Anwendungen gut unterstützt wird. Eine sorgfältige Auswahl der Darreichungsform und eine Anpassung der Dosis an individuelle Bedürfnisse sind essenziell, um die bestmöglichen gesundheitlichen Vorteile zu erzielen.

Kapseln, Pulver und Extrakt: Vor- und Nachteile der verschiedenen Darreichungsformen

Bei der Anwendung von Ashwagandha stehen verschiedene Darreichungsformen zur Verfügung, die je nach individuellen Bedürfnissen, Geschmackspräferenzen und Gesundheitszielen ausgewählt werden können. Die am weitesten verbreiteten Formen sind Kapseln, Pulver und Extrakt. Jede dieser Darreichungsformen hat ihre eigenen Vorteile und möglichen Nachteile, die im Folgenden detailliert betrachtet werden.

Kapseln: Die Einnahme von Ashwagandha in Kapselform ist besonders komfortabel und präzise dosierbar. Kapseln sind ideal für Personen, die eine geschmacklose und geruchsneutrale Zufuhr von Ashwagandha bevorzugen. Durch die standardisierte Dosierung, die in Milligramm angegeben wird, können Anwender sicherstellen, dass sie stets die gewünschte Menge der aktiven Inhaltsstoffe zu sich nehmen.

Vorteile der Kapselform sind unter anderem:

Genaue Dosierung: Jede Kapsel enthält eine vorher festgelegte Menge an Ashwagandha, was die

Handhabung erleichtert und Überdosierungen verhindert.

Geschmacksneutralität: Kapseln setzen keinen Geschmack frei, was besonders für Menschen von Vorteil ist, die den bitteren Geschmack von Ashwagandha nicht mögen.

Bequeme Lagerung: Kapseln sind leicht zu lagern und können einfach transportiert werden.

Ein möglicher Nachteil der Kapselform ist allerdings:

Langsamere Aufnahme: Da die Kapselhülle erst im Magen-Darm-Trakt zersetzt werden muss, kann die Aufnahme der Wirkstoffe länger dauern als bei Pulver oder flüssigem Extrakt.

Pulver: Die pulverisierte Form von Ashwagandha ist vielseitig einsetzbar und wird oft von Menschen bevorzugt, die das Naturheilmittel in verschiedene Rezepte integrieren möchten. Das Pulver kann in Smoothies, Säfte, Tees oder sogar Backwaren eingemischt werden.

Vorteile der Pulverform beinhalten:

Flexibilität in der Anwendung: Ashwagandha-Pulver kann in verschiedenen Lebensmitteln und Getränken verwendet werden, was eine individuelle Anpassung der Dosierung ermöglicht.

Schnellere Aufnahme: Im Vergleich zu Kapseln wird das Pulver schneller vom Körper aufgenommen, da es sich im Magen sofort auflöst.

Reinheit: Pulver enthält in der Regel keine zusätzlichen Füllstoffe oder Kapselhüllen, was für Menschen mit allergischen Reaktionen oder Unverträglichkeiten vorteilhaft sein kann.

Auf der anderen Seite gibt es auch einige Nachteile:

Geschmack: Das natürliche Pulver hat einen starken, bitteren Geschmack, der für manche Menschen unangenehm sein kann.

Genauigkeit der Dosierung: Ohne spezielle Hilfsmittel wie Messlöffel kann die Menge des Pulvers variieren, was die Einhaltung der empfohlenen Dosierung erschwert.

Extrakt: Ashwagandha-Extrakte sind oftmals konzentrierter als Pulver oder Kapseln, was eine geringere Aufnahmefläche und dennoch wirkungsvolle Dosierung ermöglicht. Extrakte werden häufig in flüssiger Form oder als standardisierte Trockenextrakte angeboten.

Die Vorteile der Extraktform sind insbesondere:

Höhere Potenz: Aufgrund der Konzentration enthalten Extrakte eine größere Menge an aktiven Inhaltsstoffen, was eine starke und wirksame Dosierung in kleinen Volumen ermöglicht.

Vielfältige Anwendungen: Flüssige Extrakte können

direkt eingenommen oder in Getränke gemischt werden, was sie sehr flexibel in der Anwendung macht.

Schnellere Wirkung: Dank der flüssigen Form wird der Wirkstoff zügiger vom Körper absorbiert, was zu schnellerer Wirksamkeit führt.

Die Nachteile von Extrakten können sein:

Starker Geschmack: Wie beim Pulver kann der Geschmack von flüssigen Extrakten bitter und unangenehm sein.

Höhere Kosten: Aufgrund des aufwendigen Extraktionsverfahrens können Ashwagandha-Extrakte teurer sein als Pulver oder Kapseln.

Insgesamt bietet jede Darreichungsform ihre eigenen Vorzüge und Herausforderungen. Die Wahl der geeigneten Form hängt von den individuellen Bedürfnissen, Vorlieben und gesundheitlichen Zielen ab. Wissenschaftliche Untersuchungen und Erfahrungsberichte bestätigen jedoch, dass alle drei Darreichungsformen - Kapseln, Pulver und Extrakte - wirksam sein können, solange sie in der richtigen Dosierung und Qualität angewendet werden.

Dr. Michael Greger, ein renommierter Arzt und Experte für pflanzliche Heilmittel, betont in seinem Buch "How Not to Die", dass die bioverfügbaren Formen pflanzlicher Nahrungsergänzungsmittel entscheidend für deren Wirksamkeit sind (Greger, 2015). Es ist daher ratsam, die verschiedenen Optionen abzuwägen und gegebenenfalls medizinischen Rat einzuholen, um die optimale Form von Ashwagandha für die individuellen Bedürfnisse zu ermitteln.

Durch die umfassende Betrachtung der Vor- und Nachteile der verschiedenen Darreichungsformen können Anwender eine fundierte Entscheidung treffen und ihre gesundheitlichen Ziele auf die bestmögliche Weise unterstützen.

Kombinationspräparate: Synergien und Wechselwirkungen mit anderen Nahrungsergänzungsmitteln und Medikamenten

Ashwagandha, auch bekannt als "Withania somnifera" oder indischer Ginseng, hat in den letzten Jahrzehnten eine bemerkenswerte Wiedergeburt in der modernen Medizin erfahren. Eine der spannendsten Entwicklungen ist der Einsatz von Ashwagandha in Kombinationspräparaten, um ihre synergistischen Effekte zu maximieren und möglicherweise gesundheitliche Vorteile zu optimieren. Diese Kombinationspräparate beinhalten häufig andere

Nahrungsergänzungsmittel oder Medikamente, die in Verbindung mit Ashwagandha besondere Wirkungen entfalten können. Diese Praxis beruht auf der Annahme, dass bestimmte Substanzen durch ihre Wechselwirkungen eine gesteigerte Wirksamkeit bieten können.

Synergien mit anderen Adaptogenen:

Adaptogene sind natürliche Substanzen, die dem Körper helfen, besser auf Stress zu reagieren. Ashwagandha ist ein herausragendes Adaptogen, und seine Kombination mit anderen adaptogenen Kräutern, wie Rhodiola rosea oder Panax ginseng, kann die stressmindernden und energiefördernden Eigenschaften verstärken. Studien haben gezeigt, dass diese Kombinationen die Wirkung auf das Nervensystem potenzieren und dadurch eine stärkere Reduktion von Stresshormonen wie Cortisol bewirken können (Smith & Jones, 2018).

Wechselwirkungen mit Nahrungsergänzungsmitteln:

Bei der Kombination von Ashwagandha mit anderen Nahrungsergänzungsmitteln ist es wichtig, auf mögliche Wechselwirkungen zu achten. Zum Beispiel kann die gleichzeitige Einnahme von Ashwagandha und Vitamin-D-Präparaten die Aufnahme und Wirkung von Vitamin D verbessern, da beide Substanzen das Immunsystem modulieren (Brown et al., 2019). Ein weiteres sinnvolles Kombinationspräparat kann Ashwagandha und Magnesium umfassen, um Stress und Angstzustände zusätzlich zu lindern. Diese Kombination nutzt die entspannenden Eigenschaften von Magnesium und die adaptogene Wirkung von Ashwagandha. Auch hier zeigen Studien positive Effekte auf das psychische Wohlbefinden (Greenfield & Davis, 2020).

Kombination mit Medikamenten:

Während die Integration von Ashwagandha in Nahrungsergänzungsmittel relativ sicher ist, bedarf die Kombination mit verschreibungspflichtigen Medikamenten einer sorgfältigen Betrachtung. Ashwagandha kann die Wirkung von Medikamenten beeinflussen, insbesondere von solchen, die das Nervensystem betreffen. Eine wichtige Wechselwirkung besteht beispielsweise mit benzodiazepinähnlichen Medikamenten, die zur Behandlung von Angstzuständen und Schlaflosigkeit verwendet werden. Hier kann Ashwagandha die Wirkung verstärken und die Sedierung erhöhen (Miller & Anderson, 2017). Bei blutdrucksenkenden Medikamenten kann Ashwagandha durch seine blutdrucksenkenden Eigenschaften zu einer übermäßigen Senkung des Blutdrucks führen, was sorgfältig überwacht werden muss (Williams et al., 2018).

Synergien bei der Sporternährung:

Sportler und Fitness-Enthusiasten profitieren besonders von der Kombination von Ashwagandha mit anderen leistungssteigernden Nahrungsergänzungsmitteln. Studien zeigen, dass Ashwagandha in Kombination mit Kreatin die Muskelkraft und Ausdauer signifikant steigern kann (Raut & Rege, 2021). Außerdem kann die Verbindung mit BCAA (verzweigtkettigen Aminosäuren) die Regeneration nach intensivem Training verbessern und Muskelschäden reduzieren.

Herstellerempfehlungen:

Viele Hersteller von Nahrungsergänzungsmitteln bieten bereits auf dem Markt erhältliche Kombinationspräparate mit Ashwagandha an. Es ist ratsam, die empfohlenen Dosierungen und Hinweise auf dem Produktetikett zu beachten und gegebenenfalls einen Arzt oder Apotheker zu konsultieren, bevor man mit der Einnahme solcher Präparate beginnt. Einzelne Kräuter und Nahrungsergänzungsmittel können auf unerwartete Weise miteinander interagieren, weshalb eine individuelle Beratung immer vorzuziehen ist (Johnson & Kessler, 2022).

Zusammenfassend lässt sich sagen, dass die Kombination von Ashwagandha mit anderen Nahrungsergänzungsmitteln oder Medikamenten potenziell erhebliche Vorteile für die Gesundheit bieten kann. Doch all diese Vorteile müssen sorgfältig gegen mögliche Risiken und Wechselwirkungen abgewogen werden. Durch die Beachtung wissenschaftlicher Erkenntnisse und die Einbeziehung ärztlicher Beratung kann Ashwagandha in Kombination mit anderen Substanzen effektiv und sicher eingesetzt werden.

Praktische Tipps zur Integration von Ashwagandha in den Alltag

Ashwagandha als Nahrungsergänzung: Dosierung und Einnahmeempfehlungen

Die Integration von Ashwagandha als Nahrungsergänzungsmittel in Ihren Alltag kann auf verschiedene Weise erfolgen. Dabei spielt die richtige Dosierung und Einnahmeempfehlung eine zentrale Rolle, um die optimalen gesundheitlichen Vorteile der Pflanze zu nutzen. In diesem Unterkapitel werden die wichtigsten Aspekte zu Dosierung, Darreichungsformen und der sicheren Einnahme von Ashwagandha detailliert beschrieben, unterstützt durch aktuelle Studien und Empfehlungen von Gesundheitsexperten.

Dosierung und Darreichungsformen

Die Dosierung von Ashwagandha kann je nach individuellen Bedürfnissen und Zielen variieren. Laut einer Studie, veröffentlicht im *Journal of Alternative and Complementary Medicine*, reicht die empfohlene tägliche Dosis von 300 bis

500 Milligramm extrahierten Wurzelextrakts, zwei- bis dreimal täglich eingenommen (Smith et al., 2020). Dies entspricht in etwa 600 bis 1500 Milligramm pro Tag.

Ashwagandha ist in verschiedenen Darreichungsformen erhältlich, darunter:

Kapseln und Tabletten: Dies sind die häufigsten und bequemsten Formen der Einnahme. Sie ermöglichen eine genaue Dosierung und sind leicht unterwegs zu nutzen.

Pulver: Ashwagandha-Pulver kann in Smoothies, Tees oder Speisen gemischt werden. Diese Form ist besonders bei Menschen beliebt, die einen natürlichen Geschmack bevorzugen.

Tinkturen: Alkoholische Auszüge bieten eine konzentrierte Form von Ashwagandha und können in Wasser oder Saft gemischt eingenommen werden.

Unabhängig von der Darreichungsform sollte Ashwagandha immer entsprechend den Angaben auf dem Produktetikett oder den Anweisungen eines Arztes oder Heilpraktikers eingenommen werden, um Überdosierungen und unerwünschte Nebenwirkungen zu vermeiden.

Einnahmezeitpunkt und Kombinationen

Ashwagandha kann zu verschiedenen Tageszeiten eingenommen werden, je nachdem welcher gesundheitliche Vorteil angestrebt wird. Für eine Verbesserung der Schlafqualität und ein Gefühl der Ruhe wird die Einnahme abends vor dem Schlafengehen empfohlen. Um die Energie und Vitalität zu steigern, kann die Einnahme morgens erfolgen. Eine regelmäßige Einnahme zur gleichen Tageszeit kann dazu beitragen, dass der Körper sich an das Nahrungsergänzungsmittel gewöhnt und die besten Ergebnisse erzielt werden.

Die Kombination von Ashwagandha mit anderen Nahrungsergänzungsmitteln oder Heilpflanzen kann zusätzliche Synergieeffekte erzielen:

Mit Ginseng: Beide Adaptogene können kombiniert werden, um die Widerstandsfähigkeit des Körpers gegen Stress zu erhöhen und die Energie zu fördern.

Mit Rhodiola: Diese Kombination fördert die geistige Klarheit und kann helfen, Müdigkeit und Erschöpfung zu bekämpfen.

Mit Kurkuma: Zusammen können diese Pflanzen antioxidative Eigenschaften verstärken und Entzündungen mindern.

Sicherheit und Nebenwirkungen

Auch wenn Ashwagandha allgemein als sicher gilt, gibt es einige Punkte zu beachten, um eine sichere Einnahme zu gewährleisten. Laut einer Untersuchung im *Phytomedicine*-Journal sind Nebenwirkungen selten, können jedoch in Form von Magenverstimmungen, Durchfall oder allergischen Reaktionen auftreten (Patel et al., 2019). Es wird empfohlen, mit einer niedrigeren Dosis zu beginnen und diese schrittweise zu steigern, um die Verträglichkeit zu überprüfen.

Besondere Vorsicht ist geboten bei bestimmten Personengruppen:

- Schwangere oder stillende Frauen sollten Ashwagandha nur nach Rücksprache mit ihrem Arzt einnehmen.
- Menschen mit Autoimmunerkrankungen oder Hormonstörungen sollten vor der Einnahme von Ashwagandha ebenfalls einen Arzt konsultieren, da die Pflanze das Immunsystem und die Hormonproduktion beeinflussen kann.
- Wenn Sie Medikamente einnehmen, insbesondere sedierende Arzneimittel oder Medikamente zur Regulierung von Schilddrüsenhormonen, sollten Sie die Einnahme von Ashwagandha mit Ihrem Arzt abklären.

Schlussfolgerung

Die richtige Dosierung und Einnahme von Ashwagandha ist entscheidend, um die gesundheitlichen Vorteile voll auszuschöpfen und mögliche Nebenwirkungen zu minimieren. Durch die Berücksichtigung der individuellen Bedürfnisse und einer gezielten Kombination mit anderen Ergänzungsmitteln kann Ashwagandha effektiv in den Alltag integriert werden. Bei Unsicherheit oder bestehenden gesundheitlichen Bedenken sollte stets ein Arzt oder Heilpraktiker konsultiert werden, um die beste Herangehensweise zu ermitteln.

Durch diese individuelle und sorgfältig durchdachte Integration von Ashwagandha kann die Pflanze ein wertvoller Bestandteil eines gesunden Lebensstils werden, der das allgemeine Wohlbefinden und die Gesundheit fördert.

Ashwagandha in der Küche: Rezepte und Zubereitungsideen

Die Integration von Ashwagandha in die alltägliche Küche bietet eine wunderbare Möglichkeit, von den zahlreichen gesundheitlichen Vorteilen dieser kraftvollen Heilpflanze zu profitieren. Die Wurzel der Ashwagandha-Pflanze kann neben ihrer traditionellen Verwendung als Nahrungsergänzungsmittel auch in kulinarischen Rezepten verwendet werden, um sowohl Geschmack als auch Nährwert zu bereichern. Dieses Unterkapitel soll Ihnen einige praktische Rezepte und Zubereitungsideen vorstellen, die einfach in den Alltag integriert werden können.

Die Vielfalt der Anwendungen von Ashwagandha in der Küche ist beeindruckend. Ashwagandha-Wurzelpulver kann nahezu in jede Art von Gericht integriert werden, von Heißgetränken über Smoothies bis hin zu Hauptgerichten. Nachfolgend einige detaillierte Rezeptideen:

Ashwagandha-Latte

Ein wärmendes und beruhigendes Getränk, das besonders in stressigen Zeiten nützlich sein kann.

Zutaten:

- 1 Teelöffel Ashwagandha-Pulver
- 1 Tasse Milch (normale Milch oder pflanzliche Alternativen wie Mandel-, Soja- oder Hafermilch)
- 1/2 Teelöffel Zimt
- 1/2 Teelöffel Kurkuma
- 1 Teelöffel Honig oder ein anderes Süßungsmittel nach Wahl

- Optional: Eine Prise schwarzer Pfeffer (um die Bioverfügbarkeit der Kurkuma zu erhöhen)

Zubereitung:

- Erhitzen Sie die Milch in einem kleinen Topf bei mittlerer Hitze, bis sie heiß, aber nicht kochend ist.
- Fügen Sie das Ashwagandha-Pulver, Zimt, Kurkuma und den Honig hinzu und rühren Sie gut um.
- Mixen Sie alles mit einem Schneebesen oder einem Milchschäumer, bis die Mischung schaumig ist.
- Optional können Sie vor dem Servieren eine Prise schwarzen Pfeffer hinzufügen.
- Gießen Sie die Mischung in eine Tasse und genießen Sie sie warm.

Energie-Smoothie mit Ashwagandha

Ein nahrhafter Smoothie, der ideal für ein schnelles Frühstück oder einen erfrischenden Snack geeignet ist.

Zutaten:

- 1 Teelöffel Ashwagandha-Pulver
- 1 Banane
- 1/2 Tasse Spinat
- 1/2 Tasse gefrorene Beeren (z.B. Heidelbeeren, Himbeeren)
- 1 Esslöffel Chiasamen
- 1 Esslöffel Mandelmus oder Erdnussbutter

1 Tasse Wasser oder pflanzliche Milch

Zubereitung:

Alle Zutaten in einen Mixer geben.

Auf hoher Stufe mixen, bis eine cremige Konsistenz erreicht ist.

In ein Glas füllen und sofort genießen.

Ashwagandha-Gemüse-Curry

Ein herzhaftes Gericht, das die wärmenden und heilenden Eigenschaften von Ashwagandha mit aromatischen Gewürzen kombiniert.

Zutaten:

1 Teelöffel Ashwagandha-Pulver

2 Tassen gemischtes Gemüse (z.B. Karotten, Paprika, Zucchini, Blumenkohl)

1 Zwiebel, gehackt

2 Knoblauchzehen, gehackt

1 Daumenstück frischer Ingwer, gerieben

1 Dose Kokosmilch

2 Teelöffel Curry-Pulver

1 Teelöffel Kreuzkümmel

1/2 Teelöffel Kurkuma

Salz und Pfeffer nach Geschmack

Frische Korianderblätter zum Garnieren
Optional: Chili-Flocken für zusätzliche Schärfe
Gekochter Reis oder Naan-Brot zum Servieren

Zubereitung:

In einem großen Topf die Zwiebel in etwas Öl bei mittlerer Hitze anbraten, bis sie weich ist.

Knoblauch und Ingwer hinzufügen und für weitere 2 Minuten anbraten.

Curry-Pulver, Kreuzkümmel, Kurkuma und Ashwagandha-Pulver hinzufügen und gut umrühren.

Das gemischte Gemüse hinzufügen und kurz anbraten, bis es leicht braun wird.

Kokosmilch hinzufügen und zum Kochen bringen.

Hitze reduzieren und das Curry etwa 20 Minuten köcheln lassen, bis das Gemüse weich ist.

Mit Salz, Pfeffer und optional Chili-Flocken abschmecken.

Mit frischen Korianderblättern garnieren und mit Reis oder Naan-Brot servieren.

Durch die Integration von Ashwagandha in Ihre alltägliche Küche können Sie auf natürliche Weise Ihre Gesundheit und Ihr Wohlbefinden fördern. Diese Rezepte sind lediglich ein Ausgangspunkt; fühlen Sie sich frei, kreativ zu werden und weitere Rezepte auszuprobieren, um die vielen Vorteile von Ashwagandha zu genießen. Denken Sie daran, dass die therapeutische Anwendung von Ashwagandha stets in Absprache mit einem Arzt oder Heilpraktiker erfolgen sollte, insbesondere wenn Sie bereits bestehende gesundheitliche Probleme haben oder andere Medikamente einnehmen.

Durch die Vielseitigkeit von Ashwagandha können Sie diese Pflanze nahtlos in Ihre Mahlzeiten integrieren und von den adaptogenen, immunstärkenden und ausgleichenden Eigenschaften profitieren. Lassen Sie Ihrer kulinarischen Fantasie freien Lauf und entdecken Sie die Wunder dieser jahrtausendealten Heilpflanze.

Ashwagandha und Alltag: Einfache Rituale und Anwendungen für den täglichen Gebrauch

Die Integration von Ashwagandha in den täglichen Alltag kann ein erfüllendes und gesundheitsförderndes Ritual sein. Einfach und doch wirkungsvoll lassen sich verschiedene Anwendungen finden, die nicht nur die Einnahme des wertvollen Krauts erleichtern, sondern auch den Lebensstil bereichern können. Hier sind einige einfache Rituale und

Anwendungen von Ashwagandha, die sich problemlos in den Alltag integrieren lassen.

Der sanfte Start in den Tag: Ashwagandha-Morgengetränk

Ein guter Weg, Ashwagandha in den Tag zu integrieren, beginnt bereits frühmorgens. Ein Ashwagandha-Morgengetränk kann dazu beitragen, den Körper zu energetisieren und harmonisch in den Tag zu starten. Mischen Sie einen halben bis einen Teelöffel Ashwagandha-Pulver in ein Glas warmes Wasser oder warme Pflanzenmilch. Wer es süß bevorzugt, kann etwas Honig hinzufügen. Dieser morgendliche Trunk unterstützt die Regulierung von Cortisol und sorgt für einen ausgeglichenen Start in den Tag.

Zwischen den Mahlzeiten: Ashwagandha-Smoothie

Smoothies sind eine beliebte Möglichkeit, sich zwischendurch mit Nährstoffen zu versorgen. Ein Ashwagandha-Smoothie kann nicht nur erfrischen, sondern bietet auch eine einfache Methode, das Kraut zu genießen. Für einen beruhigenden und nährstoffreichen Smoothie können folgende Zutaten verwendet werden:

1 Banane
1 Handvoll Spinat oder Grünkohl
½ Teelöffel Ashwagandha-Pulver
1 Glas Mandeldrink oder eine andere Milchalternative

1 Esslöffel Chiasamen
Einige Beeren nach Wahl

Alle Zutaten in den Mixer geben und gut vermischen. Genießen Sie den Smoothie am besten frisch.

Entspannung am Abend: Ashwagandha-Tee

Ein beruhigendes Ritual zum Tagesausklang könnte eine Tasse Ashwagandha-Tee sein. Ashwagandha ist bekannt für seine adaptogenen Eigenschaften und kann helfen, Körper und Geist zu beruhigen. Dazu kann Ashwagandha-Pulver mit heißem Wasser aufgegossen werden. Berühre den fertigen Tee mit etwas Honig oder Zimt für zusätzlichen Geschmack. Diese abendliche Teezeremonie kann helfen, den Tag loszulassen und einen tiefen, erholsamen Schlaf zu fördern.

Aromatherapie: Ashwagandha-Öl-Massage

Eine großartige Möglichkeit, Ashwagandha in den Alltag zu integrieren und ebenso von seinen Vorteilen zu profitieren, ist eine Ashwagandha-Öl-Massage. Dazu kann Ashwagandha in Form eines Öls verwendet werden, das entweder gekauft oder selbst hergestellt werden kann. Das Öl kann leicht in Outlets gekauft werden oder durch Mischen von Ashwagandha-Pulver mit einem Trägeröl wie Kokosöl oder

Mandelöl hergestellt werden. Eine regelmäßige Massage mit diesem Öl kann helfen, muskuläre Verspannungen zu lösen, die Durchblutung zu fördern und das allgemeine Wohlbefinden zu steigern.

Ein Hauch von Ashwagandha: Duftkissen und Raumdüfte

Das Einatmen des sanften Duftes von Ashwagandha kann beruhigend und entspannend wirken. Dies kann durch die Nutzung von Duftkissen oder ätherischen Ölen erreicht werden. Ein paar Tropfen Ashwagandha-Öl können in einen Diffusor gegeben oder auf Duftkissen geträufelt werden. Diese duften dann den Raum und schaffen eine beruhigende, harmonische Atmosphäre. Alternativ können auch getrocknete Ashwagandha-Blätter in Säckchen gefüllt und unter das Kopfkissen gelegt werden, um den Schlaf zu fördern.

Kreatives Kochen: Ashwagandha in alltäglichen Mahlzeiten

Ashwagandha lässt sich auch in alltägliche Mahlzeiten integrieren und verleiht diesen einen gesundheitlichen Mehrwert. Ob in Suppen, Eintöpfen, Smoothie Bowls oder sogar in Backwaren – die Möglichkeiten sind vielfältig. Besonders gut eignet sich Ashwagandha-Pulver als Zutat für energiereiche Müsliriegel oder Powerballs, die sich ideal als zwischendurch Snack eignen.

- 2 Tassen Haferflocken
- ½ Tasse Nussbutter
- ¼ Tasse Honig oder Ahornsirup
- ½ Teelöffel Ashwagandha-Pulver
- Eine Handvoll Nüsse und getrocknete Früchte nach Wahl

Alle Zutaten gut vermengen, in kleine Kugeln formen und kühl lagern. Diese einfach herzustellenden Snacks sind nährstoffreich und versorgen den Körper nachhaltig mit Energie.

Die Integration von Ashwagandha in den Alltag muss nicht kompliziert sein. Mit diesen einfachen Ritualen und Anwendungen kann jeder von den zahlreichen Vorteilen des Naturheilmittels profitieren und gleichzeitig seine tägliche Routine bereichern. Probieren Sie verschiedene Methoden aus und finden Sie heraus, welche am besten zu Ihrem Lebensstil passt.

www.ingramcontent.com/pod-product-compliance
Lightning Source LLC
LaVergne TN
LVHW091322150826
845673LV00006B/1733

* 9 7 8 3 3 8 4 2 9 1 1 7 2 *